川嶋みどり
川原由佳里
山崎裕二
吉川龍子

戦争と看護婦

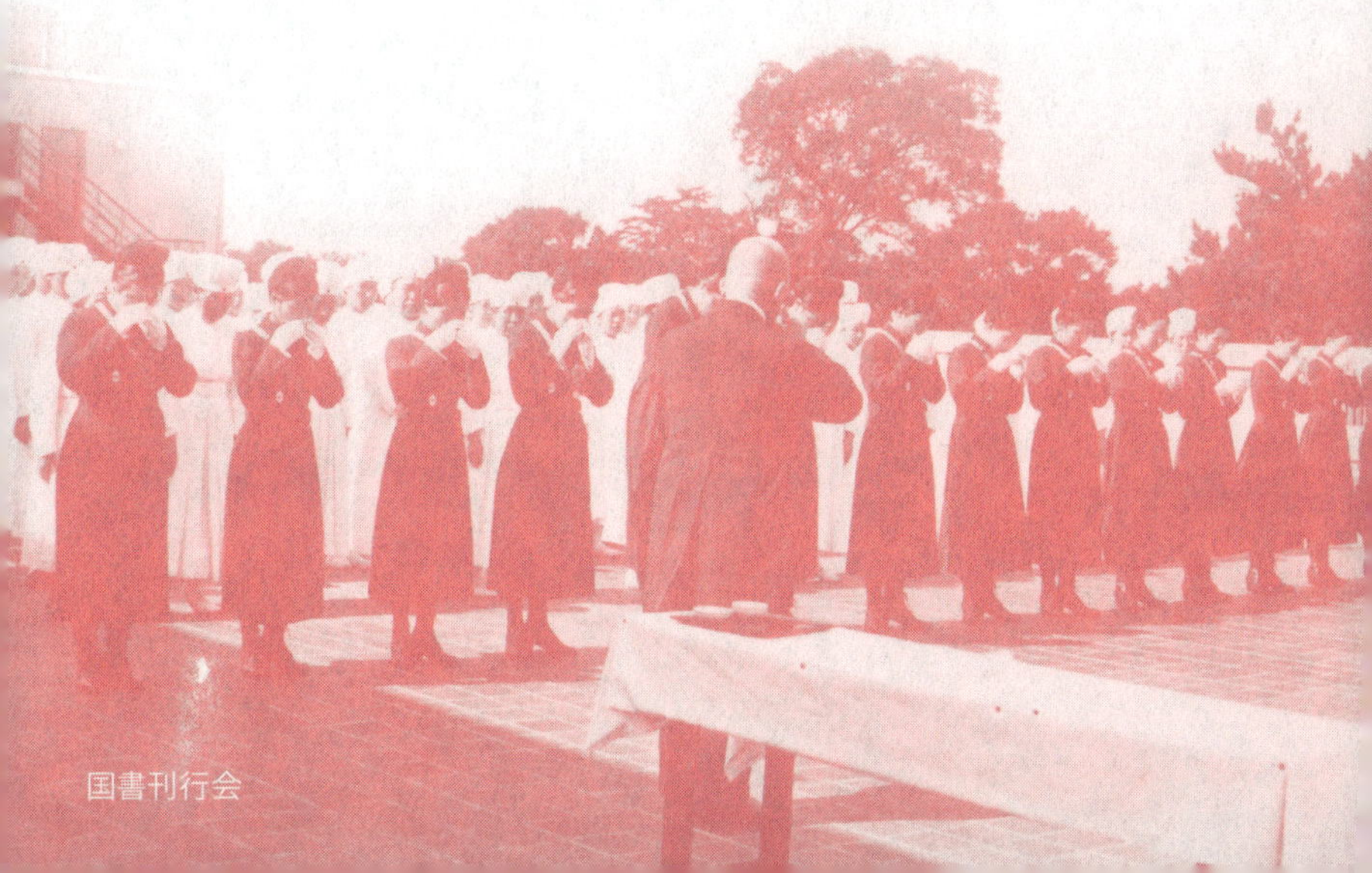

国書刊行会

戦争と看護婦

目次

写真・図版・資料は章ごとに番号を付け、注記は＊で示しました。

編集部

プロローグ

土地の支配をめぐる争いから、自国に不足している資源獲得への願望、民族や宗教問題などが複雑にからみあい、局地的な武力行使がやがて国と国との戦争に発展していくことは何時の時代でもありました。戦場で実際に戦うのは一般的に男性兵士ですが、戦争は、銃を取らない多くの人々までも殺し、悲しませてきました。現在も中東やアフリカなどで続いている紛争で多くのいのちが奪われたり、ところ構わず傷ついて苦しむ人々が多くいます。住みかを失った難民たちが国境を越えて受け入れ国を目ざして避難している様子も連日報道されています。

これまで、戦争のあるところ必ず看護婦*の姿があり、戦傷病兵士達の救護に献身した看護婦たちの様子が美談として報じられてきました。女性の身でありながら、風雨寒暑《ふううかんしょ》を問わず自らのいのちの安全や幸福を犠牲にしながら働いたのですから、社会的に賞賛されたのは当然であったといえましょう。国を挙げて必勝を信じていましたので、凛々《りり》しい赤十字看護婦の制服姿に憧れる女学生（現在の中学、高校生）たちも多くいました。日本軍が優勢な時には誰も、敗色濃い戦場での悲惨な状況を思い浮かべることはなかったのです。応召して、純粋に「お国のために役立ちたい」思いを貫くことができた喜びを、青春時代の思い出として語ってくれた先輩看護婦もいました。

また、戦争によって看護技術が進歩した側面も少なくありません。たとえば戦場での創傷の処置や止血など外科系の看護が進歩し、消毒や滅菌の方法などについての知識も深まりました。なかでも19世紀のクリミア戦争時のフローレンス・ナイチンゲールのめざましい活動は、看護婦の存在感を世界中に広めました。しかも彼女は、帰国後も統計的手法を駆使して戦場での兵士の死因を突きとめ、これをイギリス陸軍病院の改革に役立たせ、その後の病院設計に活かすよう提言し、イギリスの公衆衛生の基礎を築くことにも貢献しています。

日本では、明治維新後の国策である海外派兵により、日清戦争から日露戦争、第一次世界大戦、そして、1931（昭和6）年には、数カ月の戦闘によって満洲全土を征服してしまうという満洲事変が起きています。この勢いに乗った日本軍は中国本土に駐留して、実弾による演習で中国軍と衝突したのが盧溝橋事件（1937＝昭和12年）でした。これをきっかけに日中戦争に発展し、中国の多くの土地を占領しました。その頃（1939＝昭和14年）、ヨーロッパでは第二次世界大戦が始まっていて、ヒトラー率いるナチスドイツがポーランドに侵攻したため、これに対抗するイギリス、フランスにアメリカも参加した連合国として戦っていました。ところが日中戦争のさなかに、中国軍を支援するアメリカに対して、日本はドイツ、イタリアと三国同盟を結んで連合国とは敵対関係になります。こうして1941（昭和16）年には、日本の真珠湾奇襲攻撃に端を発した太平洋戦争が始まりますが、戦力も資源も劣る日本が大国を相手に開戦したことが如何に無謀であったかは、後世の多くの識者らの分析するところです。

戦後になって次第に明るみに出てきたのが、日本軍兵士たちの悲惨な最期とこれに関わった看護婦たちの体験した不条理でした。父や夫、兄弟姉妹たちの留守を守っていた家族たちもまた、戦争によって多くの苦しみを味わいました。満洲事変から長く続く戦争であらゆる不自由を強いられた上、本土大空襲で住居を焼かれ家族を失い、広島、長崎の原爆投下で放射能被曝にあった非戦闘員の犠牲の大きさは図り知れません。漸く終結したのは１９４５（昭和20）年のことでした。

従って、２０１５（平成27）年に迎えた戦後70年というのは、太平洋戦争の終結（ポツダム宣言受諾）後を意味しています。その年に生まれた赤ちゃんが70歳になっているわけですから、圧倒的に戦争を知らない世代の人々が多くなりました。恐らく本書の読者の多くは、戦争といえば曽祖父母や祖父母の時代のことであって現実味がなく、物語としての太平洋戦争であることも頷けます。では、何故、いまになって戦争の記憶を呼び覚ます必要があるのでしょうか。なぜ、本書を書こうとしたのでしょうか。

第１の理由は、赤十字看護大学で教鞭をとりながら日本看護歴史学会の会員でもある筆者たちが、数年前から取り組んでいた研究成果を世に問いたい思いと、戦後70年という節目が重なったことです。日清戦争以来もっとも多くの救護班を戦場に送った太平洋戦争時の赤十字看護婦らの救護活動を明らかにしようと、私たちは本務の合間に史料を探り、従軍した先輩看護婦たちへの直接の聞き書きを通して研究を重ねてきました。その戦争の歴史の事実は、年月を重ねるうちに記憶が薄れるだけではなく、その解釈自体がそれと向き合う人それぞれの世界観や立ち位置によって異なることを知りました。そこで、日本看護歴史学会では、史実の意味するものを考え共有するために、年1回開催される学術集会では、「戦争と看護」をテーマにしたセッションを開催することを決めました。ここに参加して報告や討論を聞いた若い看護師や学生らが、「高校時代にも学ばなかった現代史」と、涙ぐみながら感想を述べる場面も、本書の執筆への動機になりました。

第2に、戦中に多感な思春期を迎えたものとして、あの戦争の意味をいまいちど考えて見る必要を感じたことです。それは、敗戦以来、国として、現在まで戦争をしなかったことへの感慨に加えて、未だ記憶に新しい2011（平成23）年の東日本大震災直後の東北沿岸地帯で直接見聞きしたことも影響しています。被災直後の惨状は、戦後間もない頃、焼け野が原だった首都東京の光景を想起させました。地震と津波が多くの尊いいのちを奪い、残された人々のつらく悲しい思いも、原発事故による家族離散の状況も今なお続いています。現在に至っても、被爆の苦しみから逃れられない人もいれば、心の傷の癒えないままに老いていく人もいます。戦争も災害も人間が人間らしく尊厳を持って生きる権利を奪うことがわかります。失ってみて気がつくのではなく、平和なふつうの暮らしの意味とそれを守ることの大切さをもういちど考えてみようとの思いがいっそう強くなったのでした。

そこで、第1の理由とも重なりますが、赤十字の先輩看護婦たちがあの大戦でいのちをかけて救護活動をした史実を通して、平和な国のありようの今日的意味を問いたい強い願いから、本書を刊行する運びになった次第です。

川嶋みどり

＊　現在、看護師と表記されますが、戦中から2001（平成13）年までは看護婦でした。したがって本書の内容を配慮し、看護婦という言葉を使用しています。

第1部

戦争と看護

第1章　戦争と看護

川嶋みどり

日本で職業としての看護師が誕生してから130年以上になりますが、その間、日清、日露、日中戦争を経て太平洋戦争の敗戦までの約50年間は、ほぼ戦時下でした。何れの戦争でも、傷病兵士の看護をするために召集された看護婦が、野戦病院や病院船で働くことを求められたわけですから、看護を戦争と切り離して語るわけには参りません。戦争は、その時々の看護婦の運命を左右し、職業としての看護のありようにも大きな影響をもたらしました。何よりも戦争は、多くのいのちを奪い、身近な人を喪って悲しむ人々を生み出すなどの、あらゆる不条理を正当化することも、歴史の事実が明らかにしています。

ですから私は、50年続いた戦争の終わりの時期15年間を生き抜いたひとりとして、また、いのちがけで戦時救護に献身した赤十字の諸先輩の思いを受け継ぐ者として、さらに、人々の尊厳あるいのちを守る専門職としても、再び戦争への道を歩むことは止めてほしいと願っています。同時に、看護歴史を研究する立場からも、戦争がもたらした国内外の多くの人々の苦しみや悲嘆の様相を正しく調べて記述する必要を感じています。

戦争は何をもたらしたか

戦争だけは駄目との思いを強くしながらも、何時の時代にも世界各地で戦争が続き、何れの戦争にも看護婦が登場します。戦争と看護と言えば、先ずナイチンゲールのことが思い浮かぶことでしょう。彼女の献身的な活動は、それまでの看護への社会的なイメージを一新し、世界に看護の価値を発信したのでした。

クリミア戦争とナイチンゲール

フローレンス・ナイチンゲールが戦場でのイギリス軍の悲惨な状況を知ったのは、クリミアに足を踏み入れた「タイムズ」紙のウイリアム・H・ラッセル記者の報道からでした。前後して、かねてから親しかった陸軍大臣のシドニー・ハーバードからの公的な要請もあって、彼女は戦場に赴く決意をします。素早く現地の状況を把握して人材を集め、念入りに物品を調達しました。彼女の率いる看護団39名は、海路スクタリの港に向かいましたが、上陸して目に映ったのは、夥《おびただ》しい数にのぼっている死者と、惨状の極みの中の傷病兵士たちの姿でした。当時のスクタリの兵舎病院の状態を、ナイチンゲールの伝記を書いたリン・マクドナルドが、次の詩を引用して語っています。

ナイチンゲール到着以前の兵舎病院[1]

ベッドは殆どなく、兵士たちは惨めにも
着衣は背中が擦り切れた状態で
ぼろ切れのようなものをまとい、
藁床に横たえられていました。
兵士たちの着衣、というよりも着衣の残骸には
ノミやシラミが溢れていました。
洗濯など病院で行われたことはなく、
床は6週間も清掃されずに放置され、

リネン類も洗濯されることはありませんでした。
病衣の支給はおろか、食物も調理されず、
いかなる気晴らしや楽しみもありませんでした。
総じて病院は悪疫や接触伝染病の巣窟で、
屋外便所などには誰も近づこうとしない……
そのような状態でした。

この現状を見たナイチンゲールは、ただちに、栄養や清掃、そして看護についての改善に精力を注ぎます。それにも拘わらず死亡率は依然として高く、その原因は病院の下水溝と便所と、換気の欠陥によるものであったといいます。病院で息を引き取った兵士たちの死因の大半が疾病によるものであり、銃弾ではありませんでした。戦争が終わって英国に帰ったナイチンゲールは、国民的英雄として崇められ、その名を世界中に広めましたが、彼女の最初の仕事は、クリミア戦争において何が誤りであったかを明らかにすることでした。これは、20世紀の太平洋戦争にも通じる教訓ですが、残念ながら日本では、先の大戦での兵士の死因についての正式な調査はなく、推測するしかありません。

戦時をイメージした日本赤十字社の救護看護

日本では、戦争と看護といえば、赤十字の看護を語らないわけには参りません。それは、赤十字での看護婦養成は、当初から戦時救護要員を育てる目的で始まり、日清戦争以来、太平洋戦争の敗戦まで、赤十字の看護婦たちの目覚しい救護ぶりが伝えられて来たからです。女性の身でありながら、何故、過酷な環境の下で弱音を吐かずに凛々《りり》しく働くことができたのか。また、何故、赤十字の看護婦でありながら、軍隊の命令に従わなければならなかったのかというような疑問がわいて来ます。この点に関しては、第4章で、赤十字看護婦の教育がどのようにされたのか、赤十字活動と国との関係などが説明されています。ここでは、そこに書かれなかった背景や、従軍した看護婦の思いなどにアプローチしてみましょう。

赤十字看護婦の精神的支柱

赤十字での看護婦養成に先立って1887（明治20）年に「無給有志の篤志看護婦人会」が結成されました。発起人は有栖川宮董子《ただこ》妃のほか、3人の親王妃と、公爵、伯爵、子爵、男爵夫人ら29名で、何れも身分の高い人たちによって結成されています。それは、一般に賤業《せんぎょう》として低く見られていた当時の看護のイメージを一新する必要があったからです。つまり、海外派兵を意図していた国として、戦争によって傷ついた帝国軍人の看病をする看護婦たちの仕事は、高貴なものでなければならなかったのです。そこで、この会は、「看護事業はこれを金銭のためにせず、高尚なる道徳心を以てすれば、王公の子女と雖《いえど》もその一身を投ずるに足るべき尊貴にして名誉ある事業なり」

と世間にアピールしたのでした。

こうして、戦時救護のために海外へ派遣可能な看護婦養成が始まりました。1890（明治23）年のことです。男性兵士とともに戦場で働くのですから、女性といえども強固な精神的支えが必要です。その支柱ともいえるのが、1898（明治31）年に出された日本赤十字社初代社長の佐野常民《さのつねたみ》による「日本赤十字社看護婦訓誡」です。赤十字救護看護婦は、「至誠を以て救護に従事、奮勉を以て難苦を堪え、節操を以て品行を慎むこと」、つまり「真心をもって救護の仕事につき、どんな困難があっても耐え忍んで努力し、女性としての操《みさお》を守って正しい行いをしなさい」というのです。また、「戦時の看護者たらんには、手腕の熟練よりも、これを支配する自己の品性と千艱万難《せんかんばんなん》に屈せず、たゆまざる覚悟のあるや否やを先ず問う」と。つまり戦争に行く看護婦としては、技術よりも自分の品性を磨き、どんな困難にも耐える覚悟を持つことが大事であると強調されたわけです。この他、原文は省略しますが、先輩の指導には服従すること、どんな職場に配置されても忙しくても不平や不満を言わないことなどが述べられています。全体を貫く思想は、「傷病者を看護するは国家に対する義務にして、すなわち義勇奉公なり」ということで、傷ついた兵士を看病することはお国のために身を捧げることであり、義務であるとしています。

戦時救護看護婦たちの味わった不条理

女性の身でありながら、お国のためにと勇躍戦地に趣き、あるいは病院船に乗って傷病兵士らの看護に身を捧げたとして、戦時救護看護婦らの活動を美談として報じた記録は多くあります。確かに、当時の社会環境のもとで、20歳になるかならないうちに、純粋にお国のために役立ちたいと願って故郷を後にした看護婦は多かったことでしょう。でも、どんなに真心があっても看護の知識があっても、極限状況とも言える戦場での看護は困難を極めました。寒冷地や熱帯地域で、軍と行動をともにしながら、設備も衛生材料も不足し、患者の空腹を満たすことさえ至難な状況に出会いました。

また、結婚して幸福な家庭生活を営んでいたのに「戦時召集状」が来て有無を言わさず戦地に行くことになった看護婦もいました。それは、「卒業後2年間病院において看護婦の業務に服し、卒業後20年間（後に12年に短縮）は身上に何の異動を生するも、国家有事の日に際せば速やかに本社の召集に応じ患者看護に尽力せんことを誓うべし」との、赤十字の救護看護婦養成規則に添ったものでした。お国のためには個人の幸せなど犠牲にしなければならなかったのです。

日中戦争から太平洋戦争で戦場に赴いた医療従事者の中で、もっとも多くの殉職者を出したのは看護婦であり、判明している限りその死因は、結核や急性伝染病が多くを占めていることからも、患者にもっとも身近で看護をしたことによるものと想像できます。戦時下の救護体験を書いた多くの手記の中から幾つかご紹介しますが、この他、文字には書かれないような生々しい体験は、これまでなかなか語って頂けませんでした。口がほどかれるようになったのは、つい最近のことです。

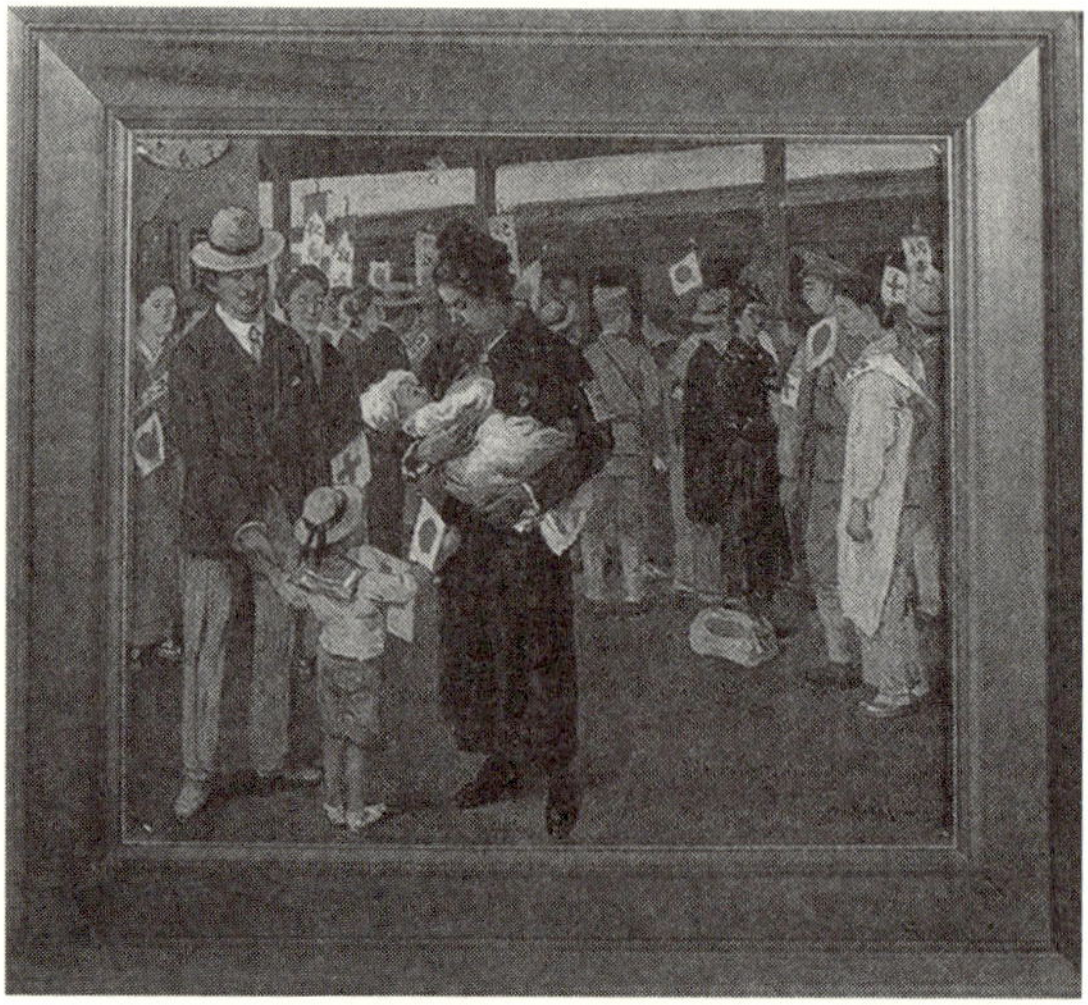

駅での出発風景を描いた絵画「別れの乳房」
（日本赤十字社秋田県支部提供）

乳飲み児を残して応召した諏訪としさんの夫への手紙2

○○船中にて（昭和14年3月26日）

お手紙を書くと涙の種だから止めようと思いましたが、ただ今お乳が張ったので、妙子の写真を出して見てとうとう筆をとりました。妙子は元気でしょうか。あの子のことを思うとどうしても泣けてしまうの。でもね、大阪出身で福岡県支部の方が同船にいて、その人も1歳2カ月の子供を置いてきたとて、2人で慰め合っています。……　妙子を中心にみなさまどうぞお元気で。

上海にて（3月29日）

貞市さま　妙子は丈夫で機嫌よく遊んでおりますか。私を探しておりませんか。とうとう上海にまいりました。上海市在住の日本婦人会が病院訪問に来られ、中には小さな子供を連れておられる方もあって、そんなのを見ると、もう胸が張り裂ける思いがして、急いで宿舎に帰り、写真を見て思いきり泣きました。あなたのお写真も出して2人の健康を神にお祈りしました。私、もうお乳が張らなくなってとても元気ですの。どんなことがあっても、丈夫で帰らなければならない私ですし、また、あなたも妙子もどんなことがあっても丈夫で帰る日を待って下さらなくてはならないのですもの。

こうして5月18日まで、夫の健康を気遣い乳呑み児の妙子を懐かしむ言葉に溢れた手紙を8通書いて、5月30日マラリア兼脚気で殉職（28歳）。夫貞市氏は、昭和16年に応召、19年9月に満洲で病死されています。

3度の召集状・通算7年〝いくさ〟の姿を見た[3]

昭和14（1939）年から2年間、中国の石門の病院で働いた。ここでも多くの若者たちが死んでいった。遺体置場に山積みされた柩《ひつぎ》に手向ける花もなく、暑い日にしたたる死体からの脂をながめながら、ただ、手を合わせ祈るばかりであった。患者の傷口にはウジがわき、血管を食い破ることも多かった。私は、上肢や下肢の骨折患者のために腰にペンチを挿し、針金の副木を沢山つくった。「つくり方を知りません」などとは言ってはいられなかった。

最初の召集から数えて通算7年も「いくさ」の姿を見てきた。作戦があるたびにトラックで運ばれてきた兵士たちは、軍服のままの腹部盲管銃創や大腿複雑骨折の戦傷兵たちであった。僅かばかりの手回り品を入れた雑嚢《ざつのう》には、家族や幼い者たちの写真もまじっていた。あの兵たちの顔が、瞳が私から離れない。彼らの訴えたいことが、いまだに私に伝わってくる。

そう言えば戦場には、幼いものたちの声は聞こえず、花も咲かなかった。

自分の身を守ることも4

前線から傷病兵が送られて来て夜半に召集がかかった。包帯を巻き替える手も多忙であり、食事を配ることも大変だった。有熱患者、下痢患者、担架を持つ手はしびれたし、伝染病棟は、赤痢、カラアザール、マラリア患者への大量皮下注射で多忙を極めた。日に80回の便回数の患者もいて……誰ひとり文句を言う人もなく、黙々と走り回った。

その地は黄塵が吹き荒れ、足元には蝎《さそり》が這い、蚊に刺されればマラリアに感染し、生物を食《は》めばコレラ、赤痢に罹患し、さらに発疹チフスの危険があるという油断のできない環境でしたから、患者ともども、それらに対する護身も重要なことでした。

いのちは水筒より軽かった？[5]

フィリピンのムニオス分院での飢餓地獄。食べるものがなく、コレラ患者が骨と皮だけの便だらけの手で、重湯やスープのバケツをひっくり返しそう……。しとしとと小雨の降る夜だった。ジャングルの重症患者が処分された。「この注射をすると元気になりますよ」と昇汞水《しょうこうすい》やモルヒネをうたれた。一歩も歩けないような患者がむっくりと起き上がり「衛生兵どの！　連れて行って下さい」と叫ぶ。「駄目だ」「殺して下さい」と絶望的な声を残して倒れる。さっき注射をした患者が「看護婦さん、少し元気になりました」といったとか……注射をしたOさんは冷水を浴びせられたような気持ちがしたという。……

結局生きて虜囚《りょしゅう》の辱《はずかし》めを受けぬため、傷者、病者を救うべき人たちの手によって、死ななくてもよい人たちが殺されてしまった。まさに地獄図であった。投降して3カ月間の捕虜生活ののち、帰国することができた。内地へ帰って真っ先に日赤本社に挨拶に行ったとき、私たちの服装を一瞥した本社の人は、「君たち制服はどうした？　飯盒《はんごう》や水筒は？」といった。人間のいのちは水筒よりも軽かった。

大戦で奪い奪われたいのち

戦争は人々の生きる権利を無視して殺人を合法化します。人を殺すことが当たり前になって、愛する人との別離、喪失、そして希望も夢も強制的に奪い去ります。あの大戦で、日本だけでも230万人の戦死者と80万人の民間犠牲者、そして戦争未亡人は50万人以上。しかし、他国の犠牲者数はこの比ではなく、それが日本軍の侵略によるものであるとしたら、そこで何が起きたのか、歴史の事実から目を背けてはいけないと思います。70年も経って未だ回復しがたい心身の痛みに悩む人々が数多く存在するのです。従軍慰安婦、細菌戦、毒ガスの犠牲者をはじめ、日本軍に協力を強いられたアジア諸国の労働者の方たちにとっては、日本は加害者としての一面を持っているのです。

数字から見た第二次世界大戦

	戦死者数	民間犠牲者数
日本	230万人	80万人
米国	29万2千人	
ソ連	1450万人	700万人以上
中国	132万4千人	1000万人以上
ドイツ	285万人	230万人
ポーランド	85万人	577万8千人

ホロコーストによるユダヤ人犠牲者　600万人

（厚生省労働省資料　日本以外はイギリス「タイムズ」社『第二次世界大戦歴史地図』より）

こうして数字を眺めていると、他国に侵略した加害国の立場を先ず認識する必要があります。その上で、日本の民間犠牲者80万人の中には、大空襲や原爆投下による死者が多く含まれていることから、戦争の被害者である側面も否定できません。しかし、民間人までを巻き添えにしたのは、無謀な日本軍の侵攻があったからに違いありません。今も続く各地の紛争、テロなどに対する報復の連鎖で苦しむのは普通の民間人です。

次に、戦争は人を変えてしまうことの見本のようなできごとについてお話ししておきましょう。戦争さえなかったら普通の医師、信頼できる主治医であったかもしれない人が、戦時下の他国で、こんなにむごいことをしたのです。戦時下であったとはいえ、そのような非人道的な行為に対して、やはり、謙虚にお詫びをするべきではないでしょうか。

非戦闘員の住民に凍傷実験をして研究[6]

医学者・吉村寿人は「731部隊」で凍傷実験に従事しました。1938〜1945（昭和13〜20）年にかけてですが、非戦闘員である住民の手足を凍らせて観察する研究をしたのです。この研究で「環境適応学」の先駆的業績を果たした功績が認められ、勲三等旭日章を授与され、医科大学の学長にも就任しているのですが、その源になったのが中国の非戦闘員たちへの人体実験です。

凍傷を発生させ非道な生体解剖まで行って殺した[7]

次は、谷村一治軍医少佐による実験です。1941（昭和16）年2月6日早朝、被験者は罪のない8人の中国の住民でした。濡れた靴下、手袋をはめ、泥酔させ空腹にし、アトロピンを投与、凍傷を発生させました。その後、この8名は手術の実験対象者にもなりました。腸の切除吻合《ふんごう》、大腿切断術を行われ、また、当時は新鮮な輸血しか行われていなかったのに、保存血や凍血、羊血の輸血などの実験後、生体解剖をして殺してしまいました。こんなにむごいことをした後で、「弔辞」を読んでいる写真が残っています。「冬期衛生研究班」という名のもとに、罪もない人が殺されているわけです。

過去の過ちを認め謝罪をする意味

その時、自分はそこにいなかったのだから知らない、関係ないで済ましてはいけないのです。日本の場合も、戦争で多くの被害を被ったことも事実です。生き残ったとしても、未だにその傷跡が残ったまま苦しむ人々も多くいます。でも、加害の立場からの歴史の認識と誠実なお詫びの気持ちは忘れてはならないと思います。評論家の犬養道子さんが、ドイツのシュミット元首相の言葉、「日本は経済力その他で敬われてはいる、が、世界中に友人を持っていない」を紹介し、「日本が今後友人を得るか得ないか、信用を得るか得ないかの岐路は、歴史と人間とおのれの過去と現在のあり方との正視を怠って来たわれわれがつくり上げたもの」と、謝罪することの人間的意味について次のように書いています。

「過去認証と謝罪の意味と意義を知らぬ者は、遂に人間を知らない。いや、未だ人間に成っていない。人間行為の最高のものは、真摯誠実透明な謝罪なのである。何故ならそれは、おのれを正直に見ることと、おのれとまったく同じ人間である相手を確認することで始まるから。相手に対し不正と悪を行ったのが、『いまの』『この私』でなくとも、『いまの』『この私』の属す縁の続いた集団が行ったとき、それを認めておおぴらに告白し謝罪する。それこそは人間存在の尊厳の名に相応しい」[8]と。

まったくその通りで、自分はあの時、生まれてなかったから知らなかった。あれは先祖のしたことだからと頬かむりをしてはいけないと思います。

看護の名で女学生までも犠牲に

沖縄の糸満市摩文仁の丘を南に望み、美しい海岸線を眺望できる断崖の上にある平和祈念公園は、沖縄本島南部の「沖縄戦終焉の地」でもあります。本土決戦の前哨戦とも言える沖縄での激しい戦闘は、島全体を焦土にしたばかりか、多くの尊いいのちが失われました。平和の広場を中心に黒い御影石の刻銘碑が放射線状に拡がり平和の礎《いしじ》と呼ばれ、国籍や軍人・非軍人の別なく沖縄戦で亡くなった方たちの氏名が出身地ごとに刻まれています。その数２４万１３３６名（２０１５年６月現在）で、そのうちの約半数が沖縄県民であると言います。「生きて虜囚の辱めを受けるな」という、皇軍兵士のための戦陣訓を民間人にまで押しつけた日本軍の狂気により、敵軍艦からの艦砲射撃と背後からの火炎放射に追われて逃げ場を失った住民たちが次々にこの海に身を投げました。幼児を抱えて断崖から飛び込んだ母のことを当時のラジオで聞いた記憶があります。また、悲劇はそれだけではありません。何の法的根拠もなく一般の民間人や中学生、女学生、つまり、いまの高校生にあたる女学校や師範学校の生徒たちが戦場に駆り出され、多くの少女がいのちを失いました。沖縄戦に動員された女子学徒隊は「ひめゆり学徒隊（師範学校女子部と県立第一高女）」「白梅学徒隊（沖縄県立第二高女）」「瑞泉学徒隊（県立首里高女）」「積徳学徒隊（私立積徳高女）」「梯梧学徒隊（私立昭和高女）」「なごらん学徒隊（県立第三高女）」「宮古高女学徒隊（県立宮古高等女学校）」「八重山高女学徒隊（県立八重山高等女学校）」「八重農女子学徒隊（八重山農学校）」があります。彼女らと私は同世代であって決して他人事とは思えないのです。

そこで、ここでは、映画化もされ、沖縄を訪れる人が必ず立ち寄るひめゆり平和祈念資料館のある〝ひめゆり学徒隊〟のことについて触れておきましょう。資料館は、1989（平成元）年に沖縄女子師範学校と沖縄県立第一高女のひめゆり同窓会によって設立されました。その趣意書には、「戦争を知らない世代が過半数を超え、戦争体験も風化しつつある今日、しかも核の脅威にさらされる昨今の国際情勢を思うとき、私たちは私たちの戦争体験を語り継ぎ、戦争の実相を訴えることで、再び戦争をあらしめないよう全力を尽くしたい」とあります。二十数年を経て、まったく古びていない言葉だと思いませんか。

この資料館の中にある第三外科壕は、かってひめゆり学徒隊が配属されていた壕です。ここで若い彼女たちは、筆舌に尽くし難い体験をしたのでした。当時の生存者宮良ルリさんは「目をそむけたくなるような傷や血液や膿汁、そして排泄もままならない傷病の男性兵士らの世話を、専門的な教育を受けていないうら若い少女たちが否応なしに行ったのでした。そればかりか、切断した手や足を弾痕の跡に捨てに行く仕事まで課せられたのです」と。自分のいのちの安全も保障されない状況のもとで、何もがはじめての体験で、どんなに怖くつらかったことでしょう。

軍の命令とはいえ、この少女たちを引率して指導した看護婦たちは、召集を受けて日本軍とともに本土から派遣された看護婦たちと、現地沖縄の看護婦たちがいたようですが、換気の悪い壕《ごう》のなかで艦砲射撃の音を聞きながら、女学生を叱咤激励しつつ不眠不休の活動をしたことは想像できます。幾度か、実際にお話を聞こうとしましたが、重い口は開かれることがありませんでした。

もうひとつの問題意識

フローレンス・ナイチンゲールは、帰国後、国民的な英雄として崇められますが、そうした評価に甘んじることなく、彼女にとって最優先の仕事を始めました。それは、クリミア戦争で息を引き取った兵士たちの死因は、戦傷によるものが4000名であったのに対し、病気（感染症）で亡くなったのは1万9000人にものぼったことを重視した結果です。何が問題であったかを明らかにするための分析を、当時の統計学の第一人者だったファー博士と共に行いました。集めた膨大な資料を視覚化するために、独自のグラフ（鶏頭図）によって説明しています。そして、2種類の膨大な報告書をまとめています。そのうちの『イギリス陸軍における看護覚え書』には、何処に問題があり、その責任の所在についても包括的、かつ詳細に分析しています。「およそ人間が予測し得る限りにおいて、将来に起こり得る災禍を未然に防ぐために、どのような行政改革が必要かを指摘[9]」したのだそうです。

ところが、日本の場合、第二次世界大戦による戦死者の死因は未解明です。弾丸・銃剣によって、あるいは爆撃や船ごと沈没して多くのいのちを奪われたことの他、急性伝染病、病死、餓死、拷問などによる死が考えられますが、遺族たちにも戦死の公報のみで、その人が何処でどのように死んだのかは明らかにされていません。

看護婦の加害の意識と葛藤

人道にもとるような実験などに際して、その時看護婦は何処にいたのでしょう。看護婦がどのように関わったのかについては、一切わかっていないのです。当時従軍した看護婦たちの口は固く閉ざされ、なかなか語って下さいませんでした。戦後60年となったころから、ポツリポツリと語って下さる方々が出てきました。当時は、看護婦といえども兵士で、上官の命令には絶対服従、命令されたら拒否できなかった中での苦渋の行為ということでしょうか。その当時若い軍医であった方が、ある看護大学の特別講義で「看護婦さんはね、住民を懐柔する役割があった。人体実験をされる住民の恐怖や抵抗に対して『大丈夫だから』と背中を擦り、手術台の上に乗せるのが彼女らの役割だった」と話しています。

赤十字の看護は中立で敵味方の別なく傷病者を助けるという理念がありますが、戦時下には軍の補助機関としての組織の使命がありました。前述したように、赤十字精神の権化《ごんげ》といっても差し支えないまでの教育訓練を受けた救護看護婦らが、軍の補助機関としての赤十字救護活動と赤十字精神とのあいだに挟まれて、矛盾と葛藤が大きかったことは容易に想像できます。そして帰国した彼女らが苦しい体験を語り、亡くなった同僚や兵士たちへの弔意とともに異口同音に語ったり書いたりしているのが、「二度と戦争だけは繰り返すな」「千の風になっても平和が続くことを願う」ということです。赤十字精神の名のもとに戦争に青春を捧げた方たちの言葉ですから、重く受け止めたいと思います。

あのナイチンゲールも、当時のイギリス政府の無策に怒りながらも、帰国後「むしろ戦争のさなかよりも、ずっと休み無しに、ずっと没頭して、ずっと悲痛な思いを募らせながら」クリミアでの過ちの分析をし、晩年になって公衆衛生対策の構想を練る段階でも、念頭から戦争という主題が離れなかったといいます。しかし、「彼女は決して戦争を美化したり、戦争のための資源や方便を、市民生活に優先させて考えたことはなかった」あくまでも「戦場で見られた気高い自己犠牲の精神を、平時の人々からも引き出すこと」[10]であったといいます。彼女自身も「平和は如何なる戦闘よりも、人間の営みとしてより高尚である」と記しているそうです。

人間の尊厳を担保する平和

筋ジストロフィーの山田青年（17歳）は20歳までのいのちと宣告されていました。「ぼくはいずれこの病気で死ぬだろう。怖くないとは言わない。でも、戦争で殺されるのではない。たとえ難病でも病気で死ぬのだ。それができることは幸せだ。人は誰でも何時かは病気や加齢で死ぬ。それが人間の尊厳というものでしょう」と親しい児童文学者に語ったといいます。戦争だったら弾に当たって死ななければならないけど、平和だから病気で死ぬことができるというのです。この青年はすごい平和論を語っていると感動しました。

平和への希求——燃える女の心

戦争の記憶は風化しつつあります。自分の記憶や体験からだけではなく、想像力を研ぎ澄ませて、戦争による多くの人々の苦しみや悲しみを自分のものとし、平和の価値を語り続けたいと願います。

現代看護師の大先達であり、3度の召集を経て帰国後も死線を超えて青森の保健行政に従事して、子供たちのいのちに愛のまなざしを注ぎ続けた花田ミキ氏の遺言と、時にくじけそうになる心を奮い立たせる短歌を記して終わります。

花田ミキの遺言

さきの日中戦争、第二次大戦に召集され従軍看護婦として長く働きました。人と人が殺し合う戦争のおろかさと空しさを骨の髄まで知っています。あの戦争で、亡くなられた官民350万人のいのちが化身して日本国憲法を残したと私は信じます。戦争をしないために、巻込まれないために盾として平和憲法の第九条を守って下さるように心から祈ります。

2006年8月1日没　91歳

短歌二題

「這うこともできなくなったが手にはまだ平和を守る一票がある」

（八坂スミ、1891～1986年新日本歌人叢書所以）

「徴兵はいのちかけても阻むべし　母・祖母・おみな牢に満つるとも」

（石井百代、1903～1982年朝日歌壇）

参考文献

1　金井一薫監訳　リン・マクドナルド『実像のナイチンゲール』現代社、２０１５年
2　医療文藝集団編『白の墓碑銘――従軍看護婦の記録』東邦出版社、１９７３年
3　花田ミキ『巻きもどすフィルム』日赤青桐会、１９８５年
4　石井喜久子『桐花章その遠き足音』日本赤十字社看護婦同方会福島県支部、１９８９年
5　医療文藝集団編『白の青春――六人の看護婦の手記』東邦出版社、１９６７年
6　戦争と医の倫理を検証する会編『パネル集　日本の医学者・医師の「15年戦争」への加担と責任』
7　同右
8　犬養道子『一億の地雷ひとりの私』岩波書店、１９９６年
9　金井一薫監訳　リン・マクドナルド著『実像のナイチンゲール』現代社、２０１５年
10　同右

第2章 戦争と私

川嶋みどり

日本の勝利を疑わなかった軍国少女時代

欲しがりません勝つまでは――我慢を重ねた日々

高等女学校1年生（今の中学1年）の頃、私は韓国の釜山《ぷさん》の祖父母の家で暮らしていました。父の仕事の関係で転勤が多く、受験にぶつかるといけないということで、両親の許を離れて北京から釜山府立第六尋常高等小学校に5回目の転校をしたのでした。そして、釜山府立高等女学校に入学し

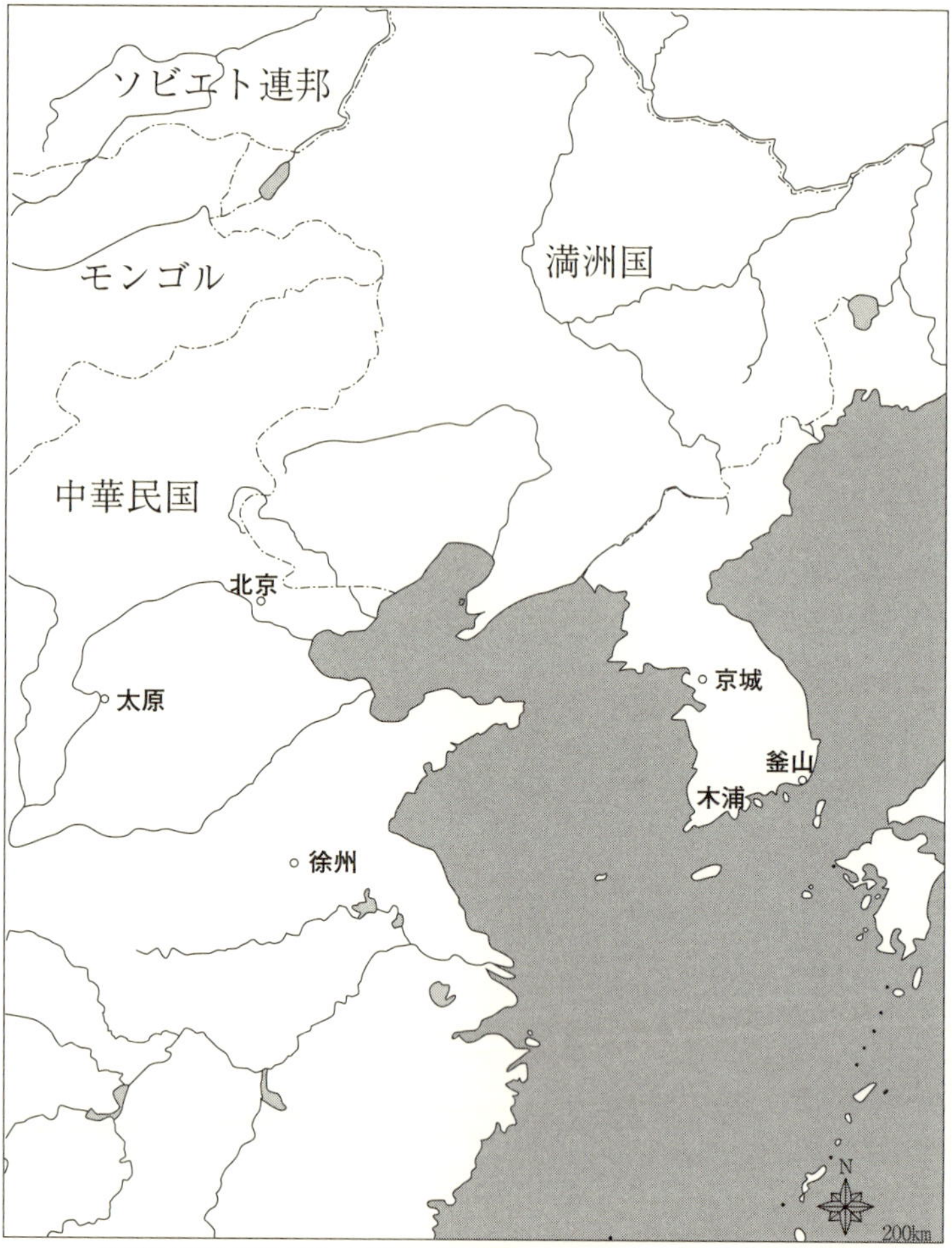

子ども時代を過ごした都市（1931年～1946年)、旧国名による。

たのは１９４４（昭和19）年のことでした。その頃の韓国は、日本に併合（１９１０＝明治43年）されて朝鮮総督府という日本政府の出先機関によって統治されていました。ですから明治時代の終わり頃から多くの日本人が移住して、内地と同じような環境で暮らしていたのです。私の祖父母も併合直後に釜山に居を構え、私の母も釜山で生まれ、嫁ぐまで釜山に住んでいました。韓国人たちは、創氏改名と呼ばれる政策により日本の氏名に改姓させられ（１９３９＝昭和14年）、若い人たちの多くは日本語を話していました。このように、国全体が他国に支配されて植民地と化し、先祖から伝わった苗字までも変え、自国語も大っぴらに語れなかったのですから朝鮮の人たちは、どんなに口惜しい思いで私たちを見ていたことでしょう。そうしたことに何の疑問も感じないまま、そこでぬくぬくと暮らしていたことを思うと本当に胸が痛みます。

釜山は朝鮮半島の南東に位置し、日本列島と中国大陸を結ぶ重要な都市でした。中国からの鉄道の終着駅でもあり、釜山港から山口県の下関まで毎日定期的に関釜連絡船が往復して日本本土との往来をしていました。戦時中には召集されて中国の戦地に赴く日本の兵士たちも必ず釜山を通りましたし、中国大陸から南方の戦線に移動する場合にも釜山港が中継地になっていました。ですから、戦争が激しくなるにつれ、海峡を通る輸送船（兵士を運ぶ船）に敵の機雷が命中して沈没し、海に投げ出されて岸に辿りつけず、鱶《ふか》に食いちぎられた無残な身体で海岸に打ち上げられた日本兵士もいたというようなことも、しばしば耳にしました。日本本土の空襲が激しくなるにつれ、釜山でも毎晩空襲警報のサイレンが鳴りその都度防空壕に駆け込みました。星座とギリシャ神話を結びつけながら仰いだ夜空も、敵機を探すサーチライトが左右に動く空と変わりました。

戦時下の家庭の女性たちがいちばん苦労していたのは家族の食事の支度です。お米は勿論、食品すべて配給でその量も限られていましたから、祖母は、主食の代用になるカボチャやサツマイモなどを庭で栽培しました。砂糖がないので、甘柿の皮を煮出して甘みを補うなどの工夫などもしていました。また、ドングリや、実や種のついている雑草などを見つけると、食糧にならないかを試していました。子供たちも「欲しがりません。勝つまでは！」という合い言葉で我慢我慢の毎日でした。空腹の辛さは体験しなければ理解できないと思います。

その頃、叔父たち5人が応召中でしたので、祖父母や叔母たちはいつも、戦局の動きに耳をそばだてていました。ラジオから流れる軍艦マーチは、敵の軍艦を撃破した時の音楽ですが、次第にその曲は減って「海ゆかば*」の曲が流れるようになります。この曲で、今日もまた日本海軍に戦死者が出たということを想像しておりました。そんなある日、海軍の叔父がサイパンで玉砕し、私と同年の従弟とその弟妹が遺されたことも記憶に残っています。近所でも、日の丸を振ってお送りした友達のお父さんや、顔見知りだった小父さんが白木の箱に入って悲しい帰還をされました。

女学生も勤労動員――軍服のボタン付けから下着の修理作業まで

こうして次第に敗色が濃くなっていくのですが、当時の大本営は真実を報道せず、私たちは日本は必ず勝つことを信じていたのでした。東条内閣が閣議決定で中学以上の学徒勤労動員を決めたのは、1943（昭和18）年のことでしたから、その翌年に入学した私たち高等女学校の1年生も、英語や数学の授業に代わって軍服のボタン付け作業をすることになります。仕上がり数を増やすために、前日から糸を通しておいた針を何本も用意してはじめるのですが、その手順を覚えてしまうといくらお国のためとは言え、黙々とボタンだけをつける作業は余りにも単調で変化がなく、少女たちにとって苦痛以外の何ものでもありません。クラスメートたちの多くが、しゃべりたくってうずうずしているのですが、作業の態度も軍服の枚数も「修練」という科目の点数として評価されるので、教壇から監視する先生の厳しい目が怖く、みんな黙って針を運ぶのでした。

そうした中、記憶に残る心暖まる思い出もあります。それは、交代で監視する教師のひとりであった生物の村瀬先生が、「耳だけこっちに向いてね」と言いながら吉野源三郎《よしのげんざぶろう》の「君たちはどう生きるか」**を読んで下さったことでした。その頃の私たちに、この時の先生の心の内を想像するだけの力はありませんでした。恐らく、主人公コペル君と一緒に世の中のできごとや自分と他人との

＊　「海ゆかば　水漬く屍　山ゆかば草むす屍　大君の辺にこそ死なめ　かえりみはせじ」という歌は、大伴家持（万葉集）による。当初は戦意昂揚のための軍歌とされていたが、戦争末期になると戦死者を告げる曲に変わった。

＊＊　吉野源三郎（1899～1981）は、昭和を代表する知識人と言われ、雑誌「世界」の初代編集長、岩波文庫の創設などに尽力した。1937（昭和12）年に「君たちはどう生きるか」を、日本少国民文庫から出版。叔父がコペルニクスに因んでつけた愛称「コペル君」は、中学の1、2年生という設定であったので、より身近な感じでその内容に傾注した。

関係などを通して、だんだん窮屈になっていく社会の中で、どう生きればよいかへの回答を自分で考えなさいとのメッセージだったと思います。本の朗読を通して、さりげなく戦争の不条理を伝えて下さったことを、後年になって気づきました。美しい先生のお顔と声を偲びながら、先生の勇気に感動して後年わが子にも読ませたことでした。

さて、釜山の食糧難もピークとなり空襲も激しくなってきた1945（昭和20）年の5月のことでした。社用を兼ねて釜山に立ち寄った父とともに、再び両親や弟妹の住む北京に帰ることになり、北京の第二高等女学校に転校しました。小学5年の頃、釜山に行く前に同級だった友人たちの顔もあって直ぐに慣れましたが、学級名は、2年3組とはいわず、第二中隊第三小隊とよび、ブルーの戦闘帽に同色の木綿の作業服に身を固め、挨拶も言葉遣いもまるで軍隊調で驚きました。ここでも又、軍服修理作業の日々が始まりました。軍属として配属された洋服仕立て業の先生の特訓を受け、ミシンの腕が上達したのはよかったのですが、軍服といっても、戦線で着用した兵士の下着類で、洗濯も十分ではなく非衛生この上ない作業でした。それでも、お国の役に立つとの思いで必死でほこりの舞い立つ教室で作業を続けます。その頃、毎日みんなで歌って、今も耳の底に残っているのが、「勝利の日まで」という、サトウハチロー作詞、古賀政男作曲の歌です。

丘にはためくあの日の丸を　仰ぎ眺めるわれらの瞳
いつかあふるる　感謝の涙　燃えてくるくる心の炎
われらはみんな　勝利の日まで　勝利の日まで

敗戦、そして引き揚げ

8月15日の学校

忘れもしない1945年8月15日、正午に天皇陛下（昭和天皇）の重大なお言葉が放送されるというので緊張して登校しました。作業は中止、念入りに清掃をしてミシンを磨き、身仕舞いを正して持ち場につきました。信じられないかもしれませんが、その頃の天皇は現人神《あらひとがみ》と言われていましたので、その方が声を出してお言葉を述べるなどということを想像できませんでした。教室のスピーカーに向かって深く最敬礼をした頭を下げたまま、流れるお声を聞きました。雑音が多くって意味不明でしたが、「ポツダム宣言を受諾せり」と「堪え難きを堪え、忍び難きを忍び……」とだけがやっと聞き取れました。

当時の私の日記です。

「日本が敗けた？　そんなはずはない！」と、誰かが叫んだ途端に、みんなは足を踏みならし続けて泣き叫んだ。訳もわからず泣き叫んだ。校舎中が唸り声に満ちていた。誰かが言った。「私たちの作業、何万着の軍服は倉庫に山積みにされたまま、いちども兵隊さんたちに着てもらえなかった。何のために鉛筆もノートも抛《ほう》り出して挺身《ていしん》したのだろう」。ミシンの部品を取り外そうとする人もいた。「みんな、軽はずみなことをして日本人の体面を汚しては駄目！落ち着きましょう。最後の仕上げをきちんとしましょう」と、班長のAさんが声高く叫んだ。学校からの帰り道、道路で遊ぶ中国人の子供たちのボールが飛んで来たのさえ、わざとのような気がしたり、私たちを見る中国人の目がいつもと違っているのを感じた。

敗戦までの北京は日本軍の占領下にあり、特に市内に住む私たち邦人は、日本軍の庇護のもとに怖い目にも合わず安全に暮らしていたのですが、この日を境に勝者になった中国人たちとの関係が逆転したことを肌で感じました。それでも未だ、敗戦直後の北京の街は静かでしたが、大人たちは、どんな仕返しを受けても仕方がないと緊張したようです。2、3日すると、満洲では、侵入して来たロシア兵から日本人女性がひどい目にあっているといった噂も流れて来たりして、社宅では、女性たちに青酸カリが配られたようです。私の分は母が持っていることをひそかに聞きました。学校は閉校となり、机を並べていた友人たちとも連絡がとれなくなります。

引き揚げに逆行して奥地に向かう家族

こうして、市内の在留邦人たちはどんどん引き揚げる準備を始めましたが、わが家では、敗戦の直前に父が山西省の太原市の銀行に単身赴任をしたまま消息が知れず、心細い思いで過ごしていました。また、銀行の社宅の住人は、邦人としては最後の引き揚げになるということで、市内の別の社宅に移ることになって荷物をまとめていたある日、暴徒が侵入して来たのです。通常は施錠してある門扉でしたが、誰かが塀を乗り越えて内側から門を開放したため、大勢の人たちが、土足で畳の部屋に入って来て手当たり次第に家具や衣類を抱え、足早に立ち去りました。家族一同茫然としているところへ突如父が帰って来ました。無事だったことにほっとする間もなく父は、「日本には帰らないぞ」と私たち家族に告げました。その理由は、当時の山西省の複雑な政治事情がからんでいたようですが、「日本も空襲で焼かれて食糧難が厳しいようだ。われわれが大勢引き揚げて、内地の人たちを苦しめてはいけない」と言い、私たち家族を迎えに来たというのでした。

太原市は山西省の首都です。２５００年の歴史を持ち北京から５００キロ以上離れた三方を山に囲まれ、良質な石炭の産地でもありました。北京からは列車で一昼夜はかかる道のりでした。その太原方面から北京近郊の集結場所に向かってやって来る在留邦人を乗せた引き揚げ列車とは反対の方向にむかって、私たち一家は大移動することになりました。当時の中国は、日中戦争の勝者である蔣介石総統の統治下になったとはいえ、内戦を前にした政情不安が続いていました。治安もよくないので、身の安全を守るために道中決して日本語をしゃべってはいけないといわれての旅立ちでした。でも、14歳の私をかしらに、12歳、10歳、8歳、7歳と、やっと1歳になったばかりの子供たちを連れての旅です。いくら中国服に身を固めていても、直ぐに日本人とわかります。それまで乗ったことのなかった三等車内は、椅子を覆う布は破れてむき出しの木の骨組みが見える座席でした。混雑した車内は、網棚の上にまで横たわる人がいて、私たち家族への視線を感じないわけにはいきません。父の仕事の関係から、山西省を統治していた中国軍の将校がひとり護衛についての旅でしたが、それはそれは緊張と恐怖の旅でした。

やっと辿りついた太原市の夜は、戒厳令が布かれていて市内に入る門のところには、兵士たちが銃を構えていましたが、夜が明けると街は普通に戻るのだと聞きました。省を統治する閻錫山《えんしゃくざん》将軍の方針で日本人の残留を積極的に進めていて、多くの日本人がふつうに生活しており、日本人子女の通学する学校も存在していました。早速転校の手続きをとって通学をはじめて間もなく、アメリカの視察団により「日本人が居残っているのはポツダム宣言違反、即刻帰国せよ」との指示が出て、父の方針も変更せざるを得なくなりました。僅かな準備期間で引き揚げ準備開始です。小さな子供もいますし、引き揚げ列車では持ち物も限られますので、母と私は色々工夫をしながら準備をしました。学徒動員の軍服作業で鍛えた腕がこんなところで役立つとは思いませんでしたが、ほどけばシーツになるように、丈夫な天竺木綿の生地で、特大の父用と私の背負うリュックサックを2個縫い上げました。私のリュックの底にはお米や砂糖を並べ、その上に自分や弟妹の衣類などを詰め込みましたので、背負って立ち上がったら前のめりになるほどでした。そして両手にトランクを持ちました。弟妹たちは2人ずつ手をつながせて、母は未だ乳離れのしない末弟をオンブしての移動です。

こうして、再び、北京方面に向かうことになりましたが、石炭を運搬するような無蓋《むがい》の貨物列車の周囲をアンペラで覆って、道中少しでも横になれるような工夫が男性たちによって行われました。列車は、通常なら一昼夜という道のりを1週間近くもかけての、のろのろ運転でした。到着するまでにはさまざまな恐怖や不安に脅かされるできごとがありましたが、何とか引き揚げ者が待機する収容所に入ることができました。ここで約1カ月間を過ごして、LSTというアメリカ軍の上陸用舟艇母艦の船底にぎゅうぎゅう詰め込まれ、2週間以上かかって山口県の仙崎港（現在長門市）に着きました。航海の途上、幼い赤ちゃんが亡くなって船上から小さな遺体が海に投げ込まれ、一緒に飛び込もうとした若いお母さんが船員さんに押しとどめられて大声で泣き叫ぶ姿も見ました。さまざまな犠牲や苦労を経て、ようやく故郷の土を踏む直前に、幼い亡骸を水中に葬らなければならなかったのです。戦争のむごさは、戦場だけのものではありません。そして、戦争が終わってからも苦労や不自由は当分続きます。

戦後も続く窮乏生活

戦火を免れた故郷山陰の山や川は、何ごともなかったかのように静かに私たち一家を迎えてくれました。敗戦後から四六時中ずっと誰かに襲われるのではないかとの緊張や不安から解放され、手足を伸ばして安心して夜も眠ることができたのは、父が幼い頃過ごした農村の家でした。それまでの暮らし方とはまったく違った日々で、最初のうちは珍しく面白かった面もありましたが、戸惑うことも多くありました。毎日使う水は、蛇口をひねるのではなく、樋を伝わって流れてくる天然の水をくみ上げて使います。お風呂を沸かすのもごはんを炊くのも薪を割って、それを燃やさないとなりません。現金収入を断たれ、子どもたちを飢えさせないためには、自給自足しかないと決心した両親でした。当てにしていた先祖伝来の土地は戦後の農地改革で没収されていましたので、県の農地委員会に請願して四反歩の田んぼと二反の畑を返してもらい、にわか農業が始まりました。

それまで雑巾バケツより重いものを持ったことのない母が、肥料の入った重い桶を両肩に振り分けて担いだり、趣味で家庭菜園を楽しんでいた父も、本格的な農業への何の知識もないままに鍬《くわ》を握って田畑を耕し種を蒔くのですから、朝早くから星を仰ぐまで働き詰めに働いても、収入につながる道は程遠く、家族がその日に口に入れる物をつくるのが精一杯でした。その頃の稲作は、田植えから3回にわたる草取り、刈り取り、脱穀まですべて手作業でしたから、それは大変な労働であったのです。山からとって来たムカゴを入れた薄いお粥に、春は裏の竹藪でとれるタケノコ、冬は菜っ葉、山盛りのたくわんだけの日もありました。本来、父母を助けて一家の働き手として頑張らなければならない長女の私と妹は、県立濱田高等女学校の寄宿舎に入りましたので、夏休みにしか手伝うことができず、健気に手伝う幼い弟妹たちの様子や父母の苦労も帰省の度に伝え聞くのみでした。その女学校の寄宿舎生活も厳しい規律と貧しい食事の明け暮れでした。三度の食事はいずれも薄いお粥で、ある時は、カボチャの種もワタもそのまま入っていましたし、じゃがいもは皮付きのまま、サツマイモの茎だけが入っている時もありました。

でも、私たちだけが乏しい生活をしていたわけではなく、その頃の日本では、ほとんどの人たちが空腹をかこちながら、狭い住居で雨露をしのぐだけの生活を余儀なくされていたのです。空襲で家屋が焼失したところに、私たちのような引き揚げ者や戦地からの復員者らによって、人口が急増したことも住宅難や食糧難に影響したことは間違いないでしょう。また、敗戦の年から翌年にかけて大凶作であったため、食糧事情は極度に悪化して、飢え、栄養失調で亡くなる方も多かったといいます。狭い部屋で大勢が生活したり、粗末なバラック小屋で不衛生な生活をするために、急性伝染病や結核がはびこって、折角生きのびたいのちを脅かす要因が巷に溢れていたのでした。

満洲から引き揚げてきた叔母と幼いこどもたち

家財や衣類をはじめ勉強道具や愛読書など、ほとんどを失った私たち家族でしたが、ひとりも欠けることなく全員が元気でともかく顔を揃えて帰って来ることができたことは、本当に幸運だったと思います。同じ外地に住んでいて、いのちの危険にさらされたり、一家離散した方たちの話も多くありました。また、色々な事情から現地の養父母に育てられた子どもたちもいました。

それは、私たちが帰国して丁度1年経った頃でした。「S子が引き揚げて九州の病院に入院しているらしい」との知らせが入りました。極度の栄養失調で衰弱しきった叔母が、2人の子供とともに帰国して入院しているというのです。幸い、3人ともいのちは助かりましたが、叔父は、現地で他の男性たちとともに拉致されてしまったということでした。文字通りいのちからがら何とか帰国できた叔母の手記は涙なくして読めません。

昭和20年8月13日、突如ソ連軍の侵入の知らせを受けて夫に現地召集がかかりました。「もうこれで逢えないかも知れないよ」と言い残し、緊張した表情で夫は出て行ってしまいました。間もなく、老人婦女子は避難しますから直ぐに大廟駅前に集合との命令が警察から出され、生後20日のTを背負い、5歳になったMの手をつないでオムツと少々の着替えを持ってやっと住み慣れた社宅を後にしました。無蓋車に乗って、野原の真ん中に止まったり、また少し動き出したりを繰り返しながら、折しもの悪天候で貨車の中は湖となりました。全身びしょ濡れで、夏とはいえ肌寒さを覚える程でした。やっとのことで着いた錦県で、敗戦を知らされました。ここから会社の精錬所に向かい、そこで約1カ月間、毎日銃声を聞きながら不安な日々を過ごしました。9月18日（満洲事変記念日）のことでした。夕方近くになって激しい銃声とともに、どこから現れたのか、暴徒襲来です。着の身着のまま、2人の子を連れて弾の中をくぐり抜け、小高い城壁内に避難しました。「泣く子の口には手を突っ込んで声を出させないように」との言葉に子連れの親たちは必死でした。手榴弾を投げる音、ひっきりなしの銃声、本当に生き地獄でした。そして、いままで私たちがいた精錬所の幾百の社宅の窓から真っ赤な焔が吹き出し、ばりばりと凄音を立てて燃えているではありませんか。まったくの火の海と化しているのです。「暴民たちを鎮めるために有り金を全部出して下さい」との会社の人が回ってこられ、みんなお財布ごと出してしまいましたが、その後、時計を、万年筆を、衣類をといい、明け方4時頃には城壁を越えてなだれ込んで来ました。赤ん坊を荷物と間違え、放り出されて死んでいる姿があちこちで見られました（略）。その後、残された一同は、錦県に向かって五里の道を歩きはじめました。Tをしっかり抱きしめて歩くのですが、元気な人にはついて行けず、後に残されがちでした。もう歩けない、もうここでどうなってもいいと、半ば諦めつつ懸命に歩き続けやっと錦県の小学校に辿り着いた時、Mが他人様のお世話になって交代でオンブされながら無事に着いておりました。双方涙、涙で暫く声も出ませんでした。

こうして、日本人が避難して来た小学校の講堂の一隅に居場所を定めるのですが、八路軍の侵入で追い出され、駅裏の窓も錠もない粗末な家に入ります。そして、会社の人から、もう世話はできないので自立するように言い渡されて、日銭稼ぎに見つけたのが、軍服の綿入れ作業とボタン穴かがりの仕事でした。

Mを部屋においたまま、Tを背負って通いました。肩がめり込んで痛むのも忘れて、板の間で逆さになって綿を入れました。昼休みに1回だけTに授乳をし、夢中になって働いて5着分30円です。帰りに街で高粱《コーリャン》（イネ科の一種の穀物）と塩と少しばかりの石炭を買うとお金は全部なくなりました。背中から降ろしたTは、綿埃を顔いっぱいかぶってサンタのおじいさんのよう。Mは、一日中、真っ黒な顔で壁際にすくんで座っておりました。塩もみの大根とコーリャンか粟のお粥を啜る寒い冬の毎日でした。その上、疲れた体を横にしても安眠できません。重慶軍が、夜12時頃になると、軍靴の音をコツコツさせてやってくるからです。その都度、Tを背中に窓から飛び降り、近くの老人の部屋の窓を叩いてかくまって頂くのでした。

また、Tを負ぶって休まず工場に行く途中に、幾度も「可愛い子だから売ってくれ」とつきまとわれて逃げたこともありました。その後、工場の仕事もなくなり、行商をはじめることにして、早朝から仕入れに行き四つ角に立ったのですが、何も売れない日もあって悲しかったこと。売らなければ、粟が買えないのです。寒さで顫《ふる》え、手は真っ赤に腫れあがって、こんな日が続くうちに親子とも栄養失調となり、Mは痩せて走ることもできなくなりました。また、お風呂に入らず着たきりの毎日でしたから、凄いシラミで、夜は痒くってTまでがむずかって眠らないこともありました。このシラミで発疹チフスが広がって同居者の中には、亡くなる方が次々と出ました。2人の子供を残して倒れた奥さんもいました。こんなところで死んでは、今まで苦労して生きのびた甲斐がないと思いながらも、栄養不足で足がふらつき、寒さがゆるんだ頃に私も寝付いてしまいました。窓から差し込む月の光を見ては、両親や兄弟姉妹のことを思い、布団が冷たくぐっしょり濡れていました。このままでは死ぬのを待つばかりだと、夫のその後も気になっていました。4月になって、会社の方が来られ、ようやく内地に帰れることを告げられ、飛び起きてみんなで抱き合って喜び泣きました。お互いに生死をさまよいながら生きて来た間柄です。それからの日々は、シラミ退治に明け暮れました。

こうして小さなTは、懇意にしていた奥さんが背負って下さって、彼女は、幼いMに手を引かれふらつく足で無我夢中で歩き、引き揚げ船まで辿り着いたと言います。船中での医師や看護婦に見守られた安心感と、久しぶりのご飯と豆腐の味噌汁の美味しかった印象が手記には書かれ、注射を受けながら無事博多港に着いて、親子3人とも国立病院に移送され、知らせを聞いて駆けつけた夢にまで見た母との再会ができました。結局、叔父の消息は不明のまま、故郷に帰っては来ませんでした。

もうひとりの叔父も、応召したままずっと便りがなかったのですが、戦後3年以上経ってから、やつれ果てた姿で抑留先のシベリアから帰って来ました。ソ満国境で多くの戦友たちの死に出会い、敗戦で武装解除をされて乗せられた貨物列車から降ろされた場所がシベリアの大草原であったといい、そこで3年間重労働をして帰国したのでした。通常の生活に戻るまでには、少しの月日が必要でした。

看護師としての私の生命観

生命の積極的肯定

看護の仕事は、病人だけではなく高齢の方たちのＱＯＬ（生活の質）に資する看護、被災者の悲嘆の諸相に向き合い寄り添う看護の実践など多岐にわたります。何時如何なるときでも、生命の安全を守り人間らしく生きることを支援する看護師として、看護の受け手である方に対しては、良心に恥じない看護をしたいと願っています。私が看護師になったのは、日本赤十字女子専門学校を卒業した1951（昭和26）年でした。最初に勤務したのは小児病棟でしたが、当時は、母親もつきそうことはできない決まりがありましたので、看護師の私たちが全力を挙げて昼夜を問わず看護をしました。そうした中、生まれて間もなく予後不良と宣告された病児たちに向き合ってケアをする過程で、私と余り年齢の違わない若いお母さんから色々学びました。「今の医学ではもう駄目と宣告されましたけど、一日でも長く生かして下さったら、この子が生きている間に、地球の向こう側で新しい医学や医療技術が発明されるかもしれないでしょ。もしかしたら、その恩恵を受けてこの子のいのちも救われるかも……」と、毎日病棟に足を運び健気に看病する姿から、この子の生命現象のあり続ける限り、どんなことがあっても諦めてはいないという思いを強くしたものでした。どんなに小さな可能性であろうと、その可能性から目をそらさず、いのちに寄り添って希望を持ち続けることの大切さを学びました。

こうした体験を幾つも重ねながら、「誰もが寿命の尽きる瞬間まで、この世に生まれて生きて良かった生を全うできるように支援すること」こそ看護師の専門的役割であると考えるようになりました。こうして、病名や年齢の如何に関わらず、決して諦めたり見放したりせず、生命の無限の可能性を信じて、人間の尊厳への畏敬の念を持ち続けること、それを生命の積極的肯定という言葉で表現しています。

いのちの尊厳、人間の尊厳

45歳で亡くなられた細川宏さん（東大教授）が『詩集　病者・花』という遺稿集を残されています。その中で、「生命の尊厳は、われわれ人類という生物に課せられた第一義的命題に他ならないのだ。人類はこの命題の達成にあらゆる努力を払うべき必然的義務を背負い、その払われる努力そのものによって、生命の尊厳は育てられ深められるのだ」と述べています。胃がんの末期の苦しい病床で綴られたこの文章から伝わるいのちの尊厳の重みを受け止めたいと思います。

また、人間の尊厳ということは、人間が人間らしくあること、ごく普通の日常的な営みを自分らしく送ることができて生きていることと理解できます。たとえ病気や高齢で、自分で自分のことができない場合でも、幼い頃身につけた習慣を保って暮らして生きて行くことこそ、人間としての尊厳を保っていると言えます。そう考えますと、戦争は、多くの人々に犠牲を強い、人間誰もが基本的に守られるべき尊厳を根こそぎ奪ってしまうということがわかります。具体的にそれがどんなことかは第2部、第3部を読むと、理解を深めることができます。

第2部

戦争と赤十字

第3章　戦争と赤十字

川原由佳里

そもそも赤十字はなぜ戦争での救護を行うようになったのでしょうか。戦争での軍と赤十字の関係、赤十字の役割はどのようになっていたのでしょうか。ここで振り返っておきましょう。

現在、赤十字は災害での救護活動や義援金、国際救援などで知られています。東日本大震災（2011＝平成23年）や熊本の震災（2016＝平成28年）でも赤十字の活動が報道されていましたね。しかし、もともと赤十字は戦争での傷病者を救護するためにつくられた組織でした。災害時に救護を行うことになったのは後になってからのことです。赤十字と戦争の深い関係についてみておきましょう。

日本赤十字社の戦時衛生支援

赤十字の起源

すこし時代を遡りますが、赤十字は、傷ついた兵士はもはや兵士ではない、敵味方なく救わなければならない、という人道の考えに基づき、ヨーロッパの国々で設立された民間の団体です。

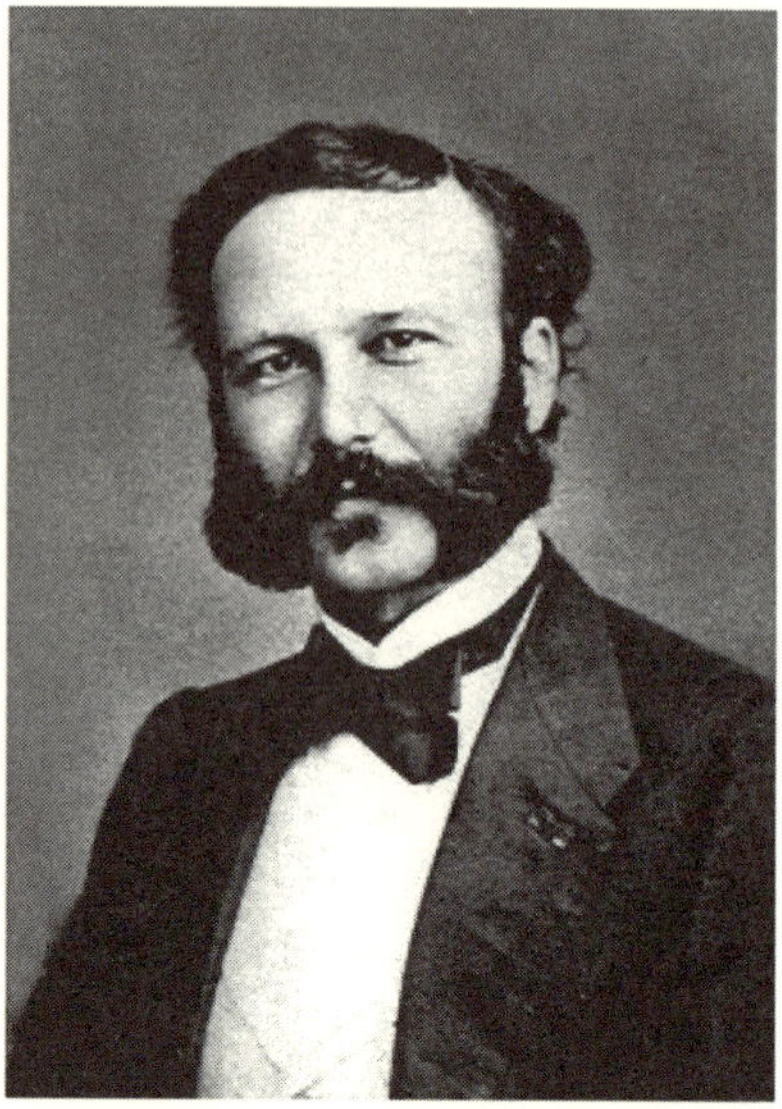

写真1　アンリー・デュナン

第二次イタリア独立戦争中の1859年、イタリア北部ロンバルディア地方のソルフェリーノで行われた戦い（ソルフェリーノの戦い）の現場に遭遇したアンリー・デュナンという人（写真1）は、負傷者の惨状に衝撃を受け、彼らを救うため村の女性たちを組織して救護活動を行いました。その後、デュナンは『ソルフェリーノの思い出』と題した書籍を出版しました。そして軍隊の衛生活動の支援、すなわち軍が行う衛生活動を民間の立場から支援する組織の必要性を訴えたのです。

1863年には、デュナンの考えに共感する5名の有志者により、十カ条からなる赤十字規約が採択されました。この規約は、各国赤十字社は民間の救護組織として戦時における軍隊の衛生活動の援助を行う、各社は各国政府とあらかじめ取り決めを交わしておき、実際に活動するに際してはその都度政府に容認してもらい、軍の要請あるいは許可によって救護員を派遣し、派遣先では救護員は軍の指揮下に入るというように、政府及び軍との関係を規定していました。

１８６４年には国際条約である赤十字条約（ジュネーブ条約）が締結されました。そこで同条約により戦地の仮病院や後方の陸軍病院などの軍の衛生施設、衛生要員、傷病者、救護活動を行う住民を局外中立とする、すなわち攻撃してはならない保護すべき対象とすることが定められました。最初、条約には救護活動を行う住民と記されており、赤十字社はこれに該当するものとされていましたが、１９０６年の改正で民間救護組織と改変され、１９２９年の改正ではっきりと赤十字社と明記されるようになりました。

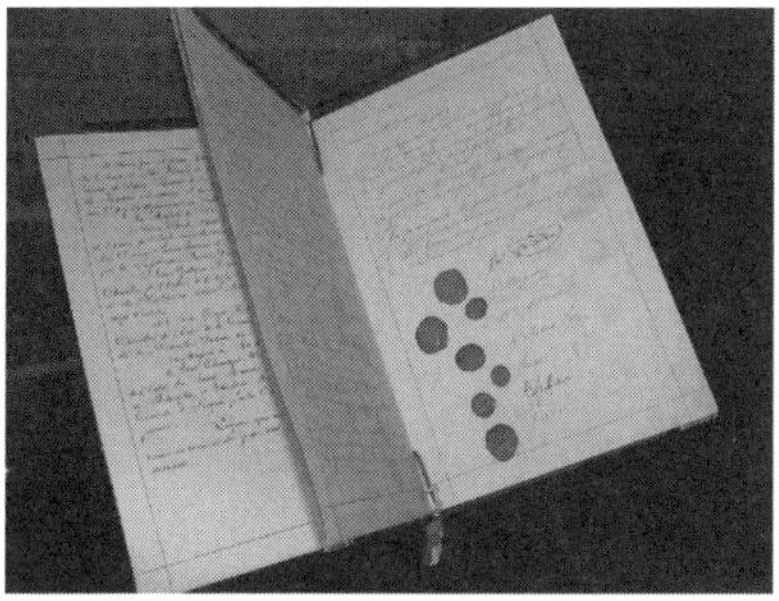

写真２　赤十字条約の調印書

写真2は、赤十字条約の調印書です。各国の政府がこの条約に加盟することで、それぞれの国に赤十字社ができました。赤十字社はひとつの国に1社だけと定められており、各国赤十字社と呼ばれています。

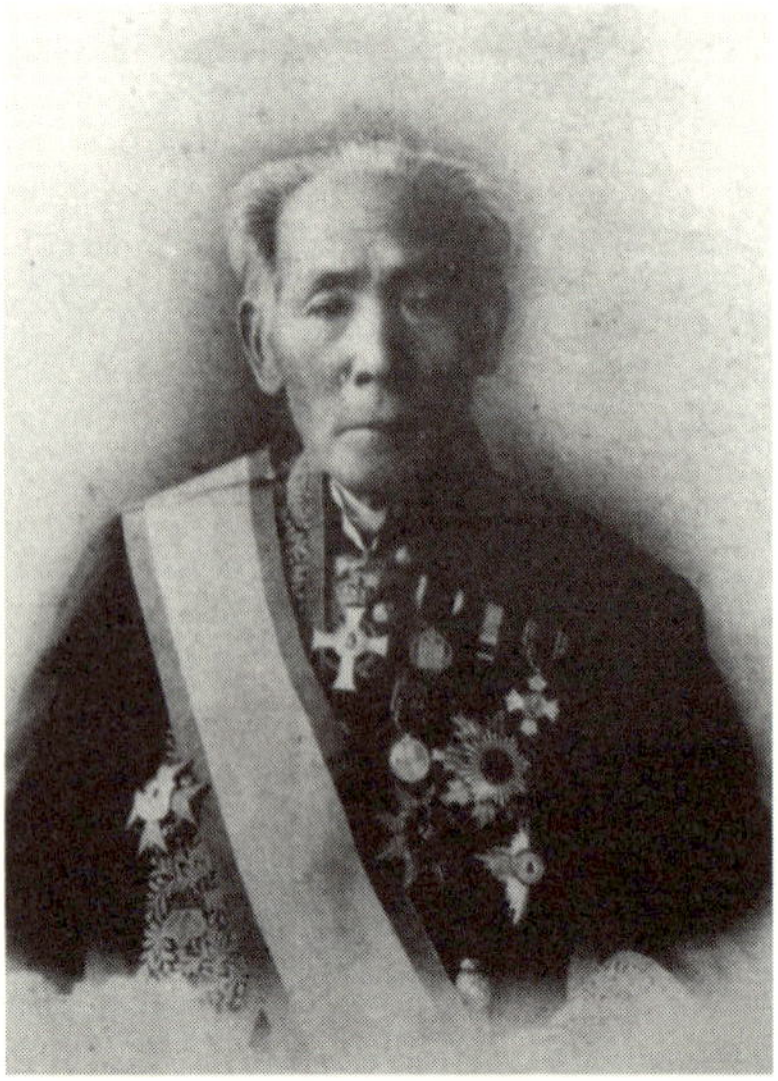

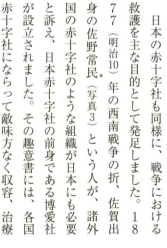

写真３　佐野常民

日本の赤十字社

日本の赤十字社も同様に、戦争における救護を主な目的として発足しました。１８７７（明治10）年の西南戦争の折、佐賀出身の佐野常民*（写真３）という人が、諸外国の赤十字社のような組織が日本にも必要と訴え、日本赤十字社の前身である博愛社が設立されました。その趣意書には、各国赤十字社にならって敵味方なく収容、治療を行うこととともに、「官府の法則を遵守し、陸海軍の指揮を受けて活動すること」というように、軍隊との関係を明記していました。その後、１８８６（明治19）年に日本政府が赤十字条約に加入した後、博愛社は日本赤十字社と改称しました。

日本赤十字社は活動のために、平時から、全国に組織をつくって社員を募り、社費を集め、いざというときのための衛生材料を準備し、看護婦を養成してきました。そうして準備した人員や材料は、日本のように災害の多い国ではとりわけ重要な役割を果たしました。１８８８（明治21）年の磐梯山噴火の折にはじめて災害救護を行ったのを皮切りに、１８９０（明治23）年にはトルコ軍艦沈没事故で国際救援を、そして1891（明治24）年には濃尾震災で大規模な災害救護を行いました。そして1892（明治25）年、日本赤十字社は、戦時救護とならんで災害救護（当時は天災救護と呼ばれていました）を、正式に社の事業として位置づけました。

その後も日本赤十字社は各地のさまざまな災害で活躍しましたし、その姿は新聞などで報じられ、人々の間に人命尊重と助け合い、すなわち相互扶助の精神を育ててきたと言うことができるでしょう。このような民間の機関が、国とは別にあることは、社会保障という点でも大きな意味がありました。

日本赤十字社は、もちろん戦争でも本領を発揮し、活躍しました。明治期に起こった日清戦争（1894～95年）では、赤十字の卒業生だけでは看護婦が不足したため、全国の看護婦や看護婦学校から募集した690名が国内の陸軍病院で救護活動に携わりました。日露戦争（1904～05年）でもさらに1866名の看護婦が国内の陸軍病院で活動しました。その後の第一次世界大戦ではイギリス・フランス・ロシアの3カ国で、はじめて国外での救護活動を行いました。その活動は非常に高く評価されたのです。第一次世界大戦での看護婦の活躍は、看護婦という女性の組織であっても外地での勤務に十分耐えられるということを証明しました。

＊　佐野常民（1823～1902）は、佐賀藩士、政治家。佐賀の七賢人のひとりであり日本赤十字社の創始者。1867（慶応3）年、パリ万国博覧会に参加し、その万博会場で国際赤十字の組織と活動を見聞した。

しかし1921～22（大正10～11）年に行われたワシントン会議で、日本は山東省の旧ドイツ利権も中国に返還させられました。さらに1923（大正12）年の関東大震災、1929（昭和4年）年の世界大恐慌により、日本は大きな経済的困難に見舞われます。こうしたなかで、1931（昭和6）年に満洲事変が勃発、1937（昭和12）年の日中戦争へと進んでいきました。

日赤に対する軍の権限の強化

戦争の傷病者を敵味方なく救護するためには、軍隊からも協力を得なければならない。そのための軍との関係や距離をどのように保つかは、赤十字にとっては重要な問題です。

国際条約では、赤十字は局外中立の立場で救護活動を行う、ただし戦場においては軍の指揮下に入ると定められていました。軍の命令に従うこと――このことは当初においては、指令系統の乱れがもっとも忌避される戦場において民間の団体が活動するために軍が設けた制限であり、赤十字にとっては自らの安全を守るための条件でもありました。そもそも軍隊は独自に衛生部隊をもっていて、彼らは自国の軍隊の命を守るために日々訓練を積んでいるのです。赤十字は民間の団体としてその組織に参加をすることになるからです。

1894～95（明治27～28）年の日清戦争において、日赤の救護班は、軍の衛生部隊に参加し、はじめて大規模な戦時救護を体験します。その結果、軍隊とともに円滑に救護活動を行うためには、軍隊のなかでの救護員の立場を明確にし、軍と同様、規律を守って活動することの重要性を強く自覚します。軍隊そのものが、階級と規律によって成り立っている組織でもあります。この自覚をもとに、日赤の救護員の身分が定められ、書記、看護婦長は下士官に、看護婦は卒（兵）に準ずる待遇となりました。また看護婦にも規律を重視した教育が行われるようになりました。

日清戦争、日露戦争を経て、日本は軍国主義への道を歩んでいきます。日赤についてもそれまでの救護の実績が認められ、陸海軍と日赤の関係強化のため、日赤に対する軍の権限が強化されていきました。1910（明治43）年には、勅令第228号により日本赤十字社条例が改定され、それまでも日赤は陸海軍の監督下にありましたが、それに加えて陸海軍が日赤の社長・副社長を奏任すること（つまり陸海軍大臣が推挙した人を天皇が任命すること）、病院の開設移転または閉鎖を認可すること、資産帳簿の検査を行うことが定められました。さらに1938（昭和13）年勅令第635号により日本赤十字社条例は日本赤十字社令と改称され、第七条の2で陸海両相が戦時、平時の区別なく、日赤の「事業に関して命令すること」が明示されました。

1939（昭和14）年には、陸軍大臣通達により、戦地衛生勤務につく日赤救護員は、陸軍の指揮下に入るときは当該部隊長が宣誓させ、指揮下を離れるときまでは軍属となることが定められました。これについてはすでに日露戦争開戦前に指令が出ていましたが、あらためて救護員は非戦闘員（すなわち攻撃してはならない対象）ではあるが、宣誓した場合には陸軍刑法及び懲罰令の適用を受けることが定められたのです。陸軍に限ってのこととはいえ、救護員による軍命違反は決してあってはならないものになりました。

日赤救護班の準備と派遣

救護班の準備計画

日中戦争開戦当時、日赤の救護班には3種類あって病院船、病院列車、看護婦組織がありました。標準的な人数として、病院船の組織は67名、病院列車の組織は28名、看護婦による組織は22名となっていました。そのうち看護婦による組織は、班長である救護医長1名、班員である救護看護婦長1名、救護看護婦20名からなっており、必要に応じて救護調剤員、救護書記、通訳及び使丁（用務員）を配置できることになっていました。このうち救護書記と使丁は男性で、書記は事務の仕事を、使丁は救護員の身の回りの世話をし、直接傷病者のケアにはあたりませんでした。日中戦争以降、医師の数は極度に不足しましたので、ほとんどが看護婦による組織で、班長は男性である救護書記あるいは看護婦長が務めました。

救護班の準備数は、軍の必要に応じて話し合いのもとに日赤の社内規則（戦時救護規則）で定められていました。日中戦争以前は、陸軍に１７７個、海軍には12個、うち救護看護婦組織は１７９個班と決められていました。日中戦争以降、日赤は陸軍省医務局医事課の担当となり、準備数は漸次増加していきます。１９４０（昭和15）年2月には戦時救護規則を改正はしないまま、準備数を陸

表1　年次別の編成班数累積・解散班数累積・従事している班

年次別の班数（年末まで）

年次	編成班数累積	解散班数累積	従事している班
1937	148	0	148
1938	156	2	154
1939	216	69	147
1940	284	103	181
1941	337	172	165
1942	399	174	225
1943	543	209	334
1944	763	217	546
1945	961	616	345

軍に400個班、海軍に30個班とし、1942（昭和17）年7月には救護班の個数は明示せず、陸海軍大臣の承認を経て社長が定めることにしました。

表1に年次別の編成班数の累積を示しています。日赤は1937（昭和12）年日中戦争開戦から1941（昭和16）年の太平洋戦争開戦までの間にすでに337個の救護班を派遣していましたが、それから1945（昭和20）年の敗戦までに960個班、すなわちそれまでの倍近い623個の救護班を編成して送り出したのです。

救護班の派遣命令と編成

日赤救護班の派遣は、陸軍大臣はその派遣を日赤社長に命じて、行われました。赤十字は各都道府県に支部を置いており、陸軍においては救護班を動員する予定の師団の師管区内にある救護班を派遣することになっていました。例えば第一師管区（東京）の師団に派遣される予定の救護班は、日赤の本部、東京、山梨、神奈川、埼玉、千葉支部の救護班が派遣

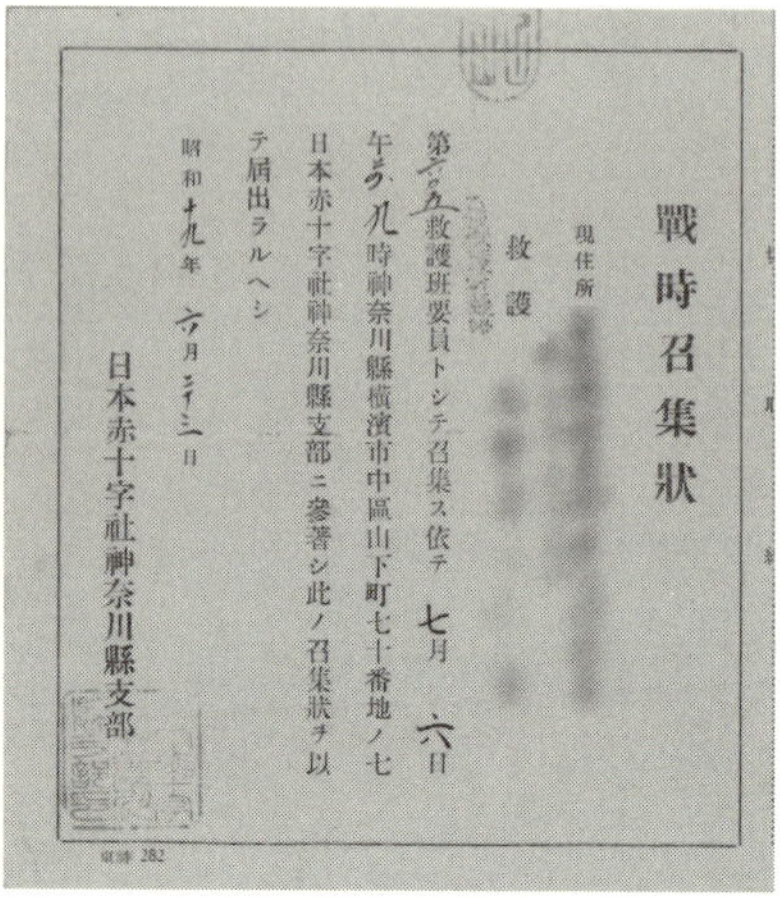

戰時召集狀

現住所

救護

第六五救護班要員トシテ召集ス依テ 七月 六日

午前九時神奈川縣横濱市中區山下町七十番地ノ七

日本赤十字社神奈川縣支部ニ參著シ此ノ召集狀ヲ以

テ屆出ラルヘシ

昭和十九年 六月 二十三日

日本赤十字社神奈川縣支部

写真４　召集状

されました。日本を離れて遠い外地で戦っている兵士たちにとっては、同郷の看護婦のお国訛りはとても懐かしく感じられたようです。

日赤救護班は、原則として1支部が1個班を編成することになっていましたが、救護員が不足する場合には隣り合った2、3支部が1個班を編成することもありました。班番号名は秘匿で戦時中には知らされず、日赤広島支部で編成されたものを広島班と呼ぶように県名で呼ばれ、2支部が合同で編成した場合には香川・徳島合同班と呼ばれました。また同じ支部の班が派遣されている場合には、早く派遣されたほうに旧を、あとに着いた班に新をつけて、旧岡山班、新岡山班というように区別していました。

写真4は召集状です。元救護看護婦であった方々にインタビューをしますと、ほとんどの看護婦が召集状を受け取ったとき、日赤の看護婦であることを誇りに思い、お国の役に立てると喜んだと振り返っています。女性にとってとても名誉なことでした。

一方で「召集により支部に集合したが、乳飲み子がいるのでよもや動員されることはないだろうと思っていたら動員された」人や、「本当は自分がビルマに行く予定ではなかった。結婚が決まっ

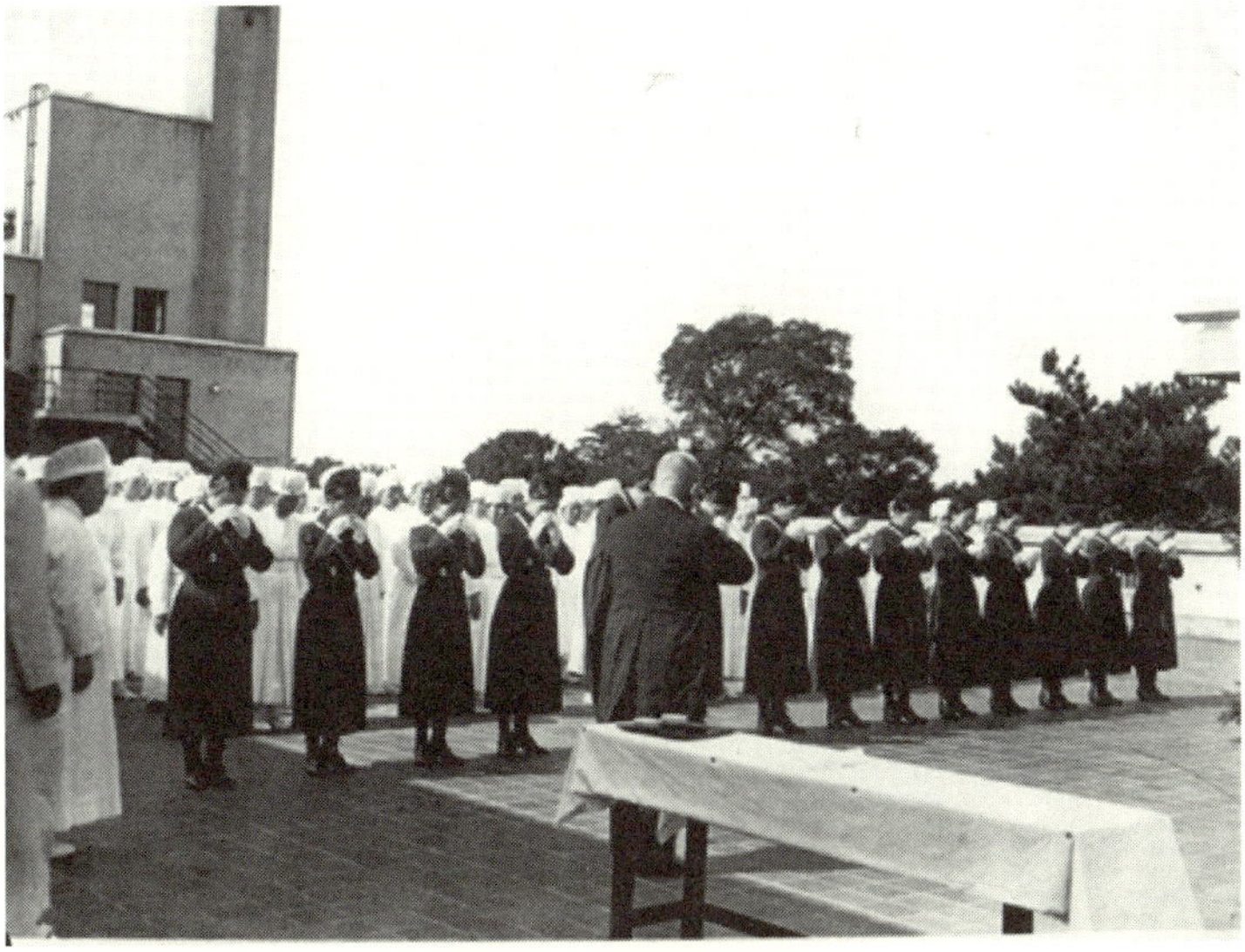

写真５　救護班の出発

たからと辞退した人の代わりに私が召集された。しかしその人は広島に残ったばかりに原爆で亡くなった」と述べた人もいます。動員の強制性については支部の方針によってもまちまちであったのではないかと思います。

写真５は、渋谷区広尾にあった看護婦教養所の屋上で、看護婦が出発にあたり「みずさかずき」を交わしているところです。各支部の救護班は、それぞれ地域の人々に見送られて出発しました（74頁写真６）。外地へ向かう救護班は広島や下関に集合しました。これは広島支部の前での写真です。記録には、広島支部長の訓示が書き残されています。

軍に所属するからには全て軍属になるのでありまして軍律に従い行動し所属長の命令は絶対服従せねばならぬことは言

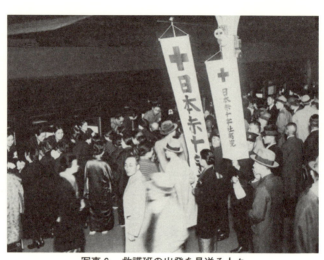

写真6　救護班の出発を見送る人々

ふまでもないのであります。……赤十字精神を如実に現す機会に恵まれたものと存ずるのでありますから……多数将兵の感謝信頼を得ることができたなら皇軍全線の指揮振作に寄与すること甚大であります。（第489救護班業務報告書より）

このように赤十字の人道博愛と報国恤兵《ほうこくじゅっぺい》（国に報いて兵を助けるという意味）の二つを柱としていました。

こののち宇品《うじな》港で軍属読法式が行われ、看護婦たちは「軍属」という身分になり、軍の指揮下に入りました。当時の宇品港にははしけがなく、遠浅だったので、看護婦たちは小舟に乗り、沖に停泊している輸送船に乗りうつりました。

日中戦争開戦当時は、救護班には戦時救護の経験のある看護婦が多く含まれていました。その一方で、これらの救護員は年齢的にも家庭内で重要な地位にあり、「10歳を頭に3名の子ども」、「1

歳8カ月の幼児、70歳を過ぎた両親」を内地に残すなど、母や妻としての役目を置いて応召したものもいました。看護婦が不足するために救護班の編成が困難になってきますと、陸軍病院や赤十字病院（臨時陸軍病院として使用されていました）で勤務中の看護婦を転属させて、編成しました。さらに看護婦が不足しますと、救護班は若くて経験が少ない看護婦ばかりで構成されるようになりました。22名のうち経験者は4名のみ、残り16名は初めて召集状を手にした人たちという班や、婦長が24歳という若い年齢の班もありました。また65歳を超える使丁もいました。戦場の拡大により、日赤は準備していた以上の救護班の編成を求められ、その結果、救護の質にも影響が及んでいました。

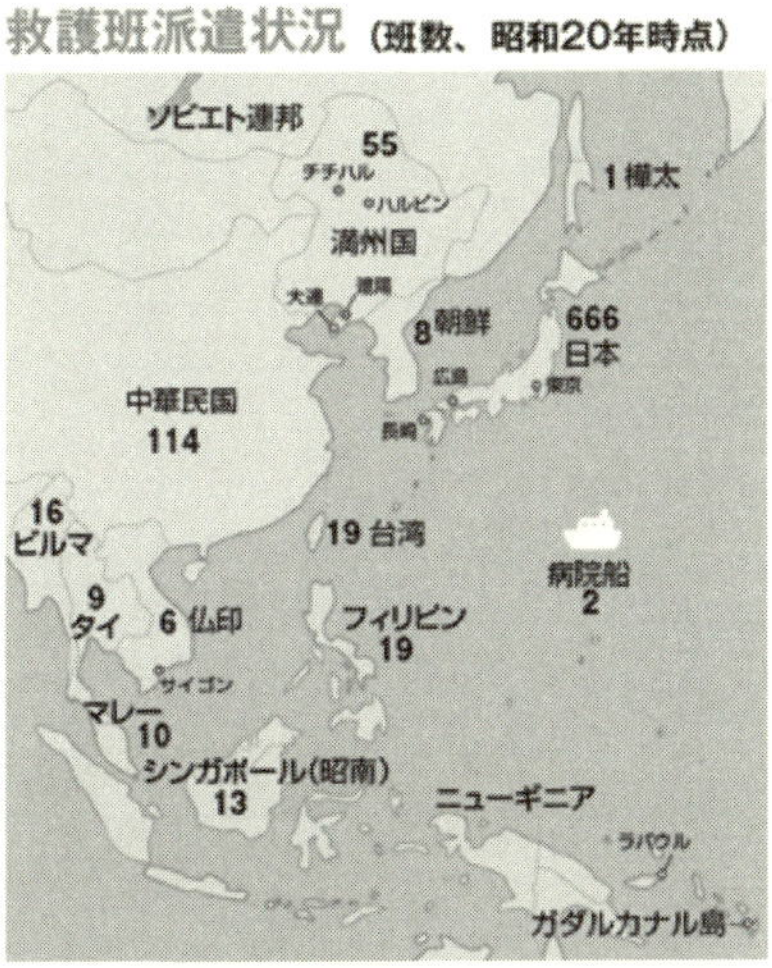

図1　救護班の派遣先（赤十字NEWS、903号　平成27年8月1日発行）

救護員の派遣期間は約2年であり、それ以上に及ぶときには救護員の交代も行われていました。救護員の交代は、陸軍大臣又は海軍大臣の認可がなければ行うことができないことになっていました。内地還送は、戦地にて早期に治癒する見込みのないもの、内地における特殊治療を要するもの、再び軍務に服することのできない除役見込みのものが対象でした。

表２　派遣救護班の地域別・年次別活動状況（外地・病院船）

年次	北支那	中支那	南支那	満洲	樺太	朝鮮	台湾	比島
1937	20	21		3				
1938	22	23		3				
1939	29	35		6				
1940	29	35	2	9				
1941	34	33	2	27				
1942	17	20	12	24			10	4
1943	41	40	3	44		2	16	16
1944	33	50	5	56	1	7	13	20
1945	49	60	5	55	1	8	19	19
1946	45	60	5	17			18	8
1947				1				
計	319	377	34	245	2	17	76	67

年次	ビルマ	仏印	タイ	マレー	南西方面	中南太平洋方面	病院船	小計
1937							48	92
1938							54	102
1939							68	138
1940							41	116
1941							62	158
1942	8	4	2	7	5		14	127
1943	11	2	3	14	12	16	16	236
1944	16	2	2	10	13	12	2	242
1945	16	6	9	10	13		2	272
1946	5	6	9	7	9			189
1947								1
計	56	20	25	48	52	28	307	1673

表3　派遣救護班の地域別・年次別活動状況（内地）

年次	内地					小計
	陸軍病院	陸軍 軍医学校	海軍病院	海軍 軍医学校	その他	
1937	44	3	9	1		57
1938	60	7	9	1		77
1939	61	7	9	1		78
1940	80	11	11	1		103
1941	62	8	16	1		87
1942	61	8	38	3		110
1943	65	8	84	5		162
1944	141	10	166	10	1	328
1945	211	10	260	12	173	666
1946					160	160
1947					3	3
計	785	72	602	35	337	1831

1　本表は編成された960個班のうち、資料のない5個班（終戦直前のため派遣に至らなかったものと思われる）を除いた他の955個班の集計である。
2　満洲欄の22年帰還は、ソ連邦から引き揚げた1個班である。
3　その他欄は陸海軍病院または軍医学校以外の衛生部隊に配属されたもの、および終戦後も引き続いて国立病院に勤務したものである。

〈表2、3の出典：『人道――その歩み日本赤十字社100年史』〉

救護班の派遣状況

派遣先をみてみましょう（図1表2、3）。1941（昭和16）年12月の真珠湾攻撃をきっかけに日本は戦線を拡大しました。派遣地は、北は樺太から南はジャワまで、また東はラバウル、西はビルマまでと広い範囲にわたりました。しかし太平洋上に広がる、この広い防衛線を守りきることは至難の業で、海上では輸送船が次々と撃沈され、外地での戦いでは日本は劣勢になっていきました。外地に派遣された救護班は、1943（昭和18）年10月以降は海上輸送が危険なため、1945（昭和20）年以降は本土決戦を控えて戻ることができなくなり、長きにわたり

表4　各種衛生機関患者収療能力

<table>
<tr><th>区分</th><th colspan="3">病院</th><th>能力</th><th>摘要</th></tr>
<tr><td rowspan="3">野戦部隊</td><td colspan="3">野戦病院</td><td>500人</td><td>2コに分割し得</td></tr>
<tr><td colspan="3">兵站病院</td><td>1000人</td><td>〃</td></tr>
<tr><td colspan="3">（患者輸送小隊）</td><td>患者1000人を護送し得</td><td>8班に分割し得</td></tr>
<tr><td rowspan="4">防衛及び留守部隊</td><td rowspan="4">陸軍病院</td><td colspan="2">一等</td><td>2000人</td><td></td></tr>
<tr><td colspan="2">二等</td><td>1000人</td><td></td></tr>
<tr><td rowspan="2">三等</td><td>（甲）</td><td>200人</td><td></td></tr>
<tr><td>（乙）</td><td>70人</td><td></td></tr>
</table>

参謀本部編「幕僚手帳」陸戦学会『近代戦争史概況資料集』

外地での勤務を続けました。戦争終結直前のソ連軍の侵攻により、いのちや暴力の危険にさらされ、その後も中国の内戦に巻き込まれ、長く日本に帰れなかった人もいます。

戦地での日赤救護班の役割

陸軍の衛生システム

陸軍の衛生部隊のシステムについてまず見ておきましょう。

まず戦地における傷病者は衛生部員、補助担架兵によって隊包帯所に収容され、初期治療を受けて、野戦病院（患者収容能力５００名）へと後送されました。野戦病院は戦場における主要な衛生機関で、完全なる治療を施すことを目的としていました。

兵站病院（患者収容能力１０００）は野戦病院他、前方の衛生機関の治療を補足し、兵站管区にある軍隊の患者を収容、治療することを目的とする中間の衛生機関であり、そして陸軍病院（患者収容能力２０００）は後方の機関として特殊な治療を要する

表5　衛生部隊の配置

兵站部隊			人数	装備	
大本営直轄兵站部隊	陸軍病院	1等	394		
		2等	204		
		3等（甲）	40		
		3等（乙）	17		
	病院船衛生班	甲	104		
		乙	61		
	野戦防疫給水部（乙）		333	衛生濾水機	6
				自動貨車（乙）34	
				乗用車5	
軍の兵站部隊	兵站病院		359	乗馬	1
	兵站衛生隊本部		27	乗用車（乙小）	1
				患者自動車	48
	兵站衛生隊移動治療班		93	医療自動車（組）	1
				除毒用自動車（組）	1
				乗用車（乙小）	1
				自動貨車（乙）	4
	患者輸送隊本部		117	乗用車（乙小）	1
				患者自動車	48
	患者輸送小隊		54		
師団兵站部隊	野戦病院		277	乗馬	9
				輓馬	79
	衛生隊		132		
		本部		乗馬	26（19）（1）（2）
		担架中隊		輓馬	106（70）（36）
		車両中隊		除毒用自動車（組）	1
	防疫給水部		239	乗用車（乙小）	1
				自動貨車（乙）	28
				衛生濾水機（甲）	4

陸戦学会『近代戦争史概況資料集』

表6　陸軍の衛生要員と赤十字の救護員の比率

陸軍の衛生要員	定員	赤十字の救護員
軍医	患者33名に対して１	
歯科・調剤・衛生将校	軍医７名に対して各１	
衛生・磨工下士官	軍医の1.5倍	救護看護婦長１名
衛生兵	下士官１に対して１ 患者20名に対して４	救護看護婦 患者20名に対して１

患者の治療や看護を担っていました。

表４に示すように、陸軍では野戦病院、兵站病院、陸軍病院の順で後方の組織となっていました。表５は各衛生機関の基本的な構成を示していきます。国内、国外の後方地域に陸軍病院が、その中間地域に兵站病院が、前線に野戦病院が配置されていました。外地の陸軍病院は、その地域でも頑丈で大きく、立派な建物が徴用されて使用されました。兵站病院もそれに準じて徴用された現地の建物が使用されました。

日本赤十字社の救護班の勤務地は１８９４（明治27）年に定められた戦時衛生勤務令によって危険をともなう前線を避けることになっており、太平洋戦争時には病院船、陸軍病院、兵站病院などで勤務すること、特別な理由がある場合を除いて、野戦病院では勤務しないことが定められていました。

「安全な」といっても、それは戦況が落ち着いている時期のはなしで、敗戦近くになると、外地では兵站病院も毎日のように爆撃を受け、それを避けるために防空壕や洞窟へと避難を繰り返す毎日となり、国内でも陸軍病院は空襲の被害を受けました。１９４３（昭和18）年10月には海上が危険という理由で、赤十字救護班は病院船での勤務は中止しています。

表6は陸軍の衛生要員と赤十字の救護員の比率です。これは太平洋戦争の緒戦、あ号作戦が終了したのち南方各地の衛生施設の配置について検討された会議での資料によるもので、この資料には添え書きとして、中国で定められている割合にしたがって決めたとあるので、外地においては陸軍と赤十字の救護員の比率はこのようになっていたと思われます。

また陸軍の規定では、衛生要員が不足する際には、現地人を教育し、雇用することが認められていました。ビルマでは看護婦の不足のためハイスクール出身の現地の婦人80名を募集し、3カ月程度で、軍医に日赤の看護婦1名がついて救急法などを教えながら簡単な試験をし、看護婦として採用しています。

救護員の活動の実際

ここでは外地での救護の様子を見てみましょう。外地では先にも述べましたとおり、陸軍病院は立派な建物で物資も豊富でした。インタビューでも救護看護婦だった方々は、国内の病院に比べて設備や物品が整っていて驚いたと述べています。

看護婦はそれぞれ診断助手、病棟日誌記録係、処置係、事務係、処方係、食事係、被服係などの分担を決めて勤務しました。写真7（82頁）は病院の発着所の様子で、後送されてくる傷病兵は、まずここに運ばれ、確認後、病室に収容されました。病床の準備も救護班の仕事であり、患者が大勢運び込まれると、班員総出で準備にあたりました。身体を清潔にし、栄養をとらせ、ぐっすり眠

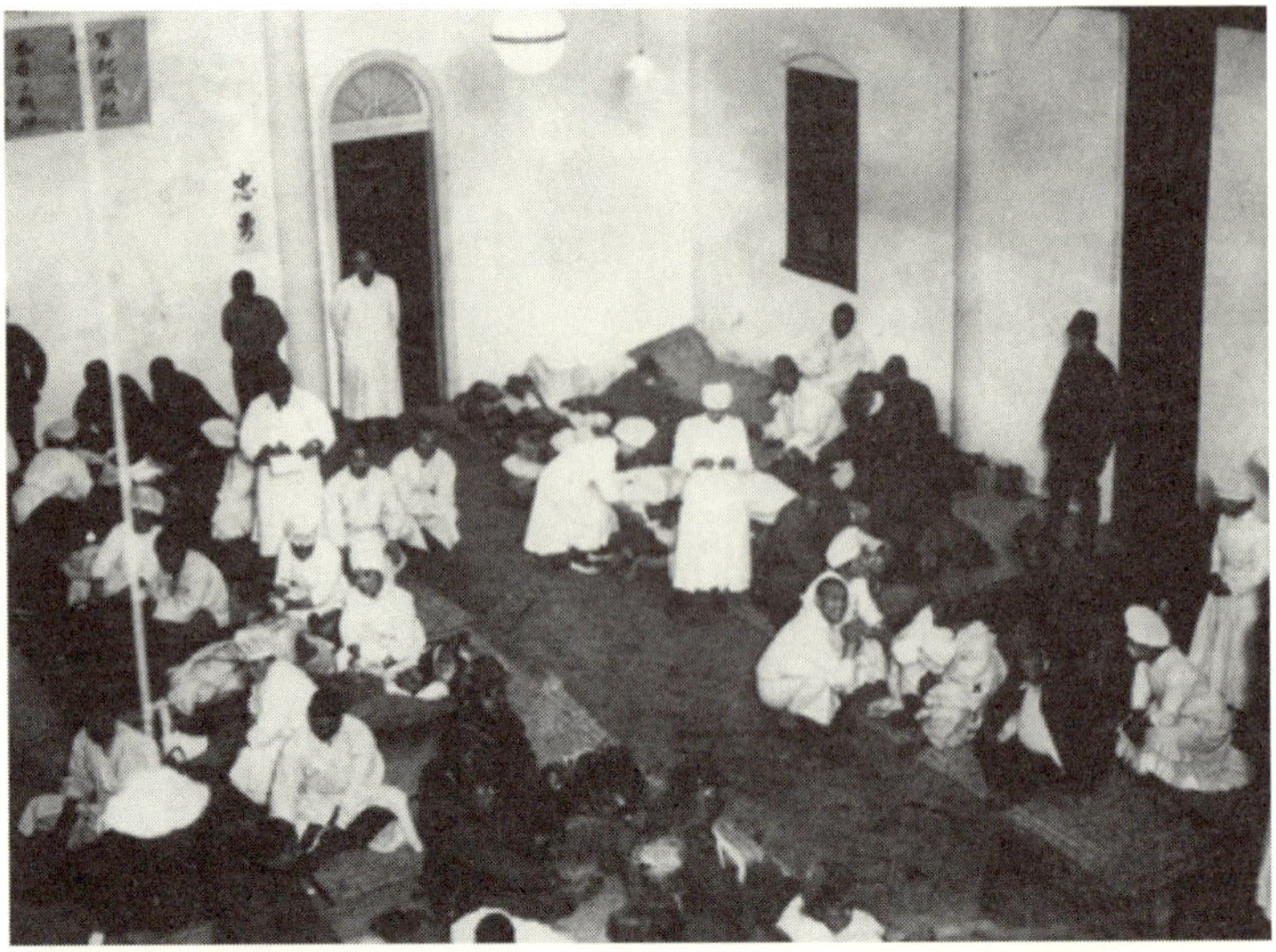

写真７　病院の発着所の様子（『ほづつのあとに』メヂカルフレンド社）

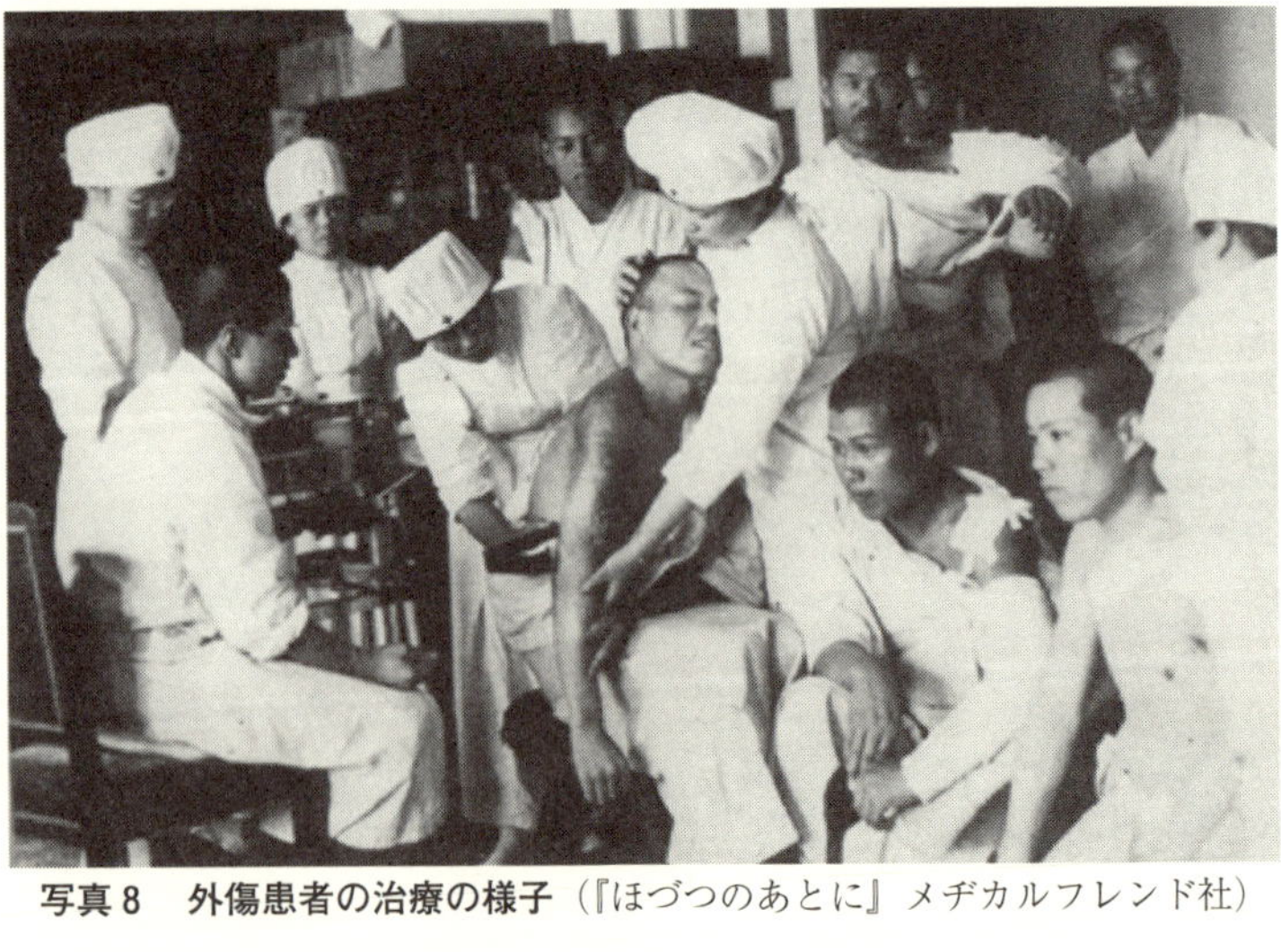

写真８　外傷患者の治療の様子（『ほづつのあとに』メヂカルフレンド社）

らせるなどの看護により、傷病兵は回復していきました。患者の病室への収容や手術室への移動などの担架輸送は、看護婦にとっては重労働でした。

内科病棟には、マラリア患者や脚気の患者も多く、マラリアでは蚊の駆除が重要であり、予防薬の定期的な内服が奨励されていましたが守られていませんでした。血液検査を行い原虫の種類や発育の時期を鑑定し、薬での治療が行われました。脳症を起こしているものは暴れたり転倒したりして危険なため、寝台に手足を縛りつけ、抑制が行われました。脚気の患者も多く、足は象のように膨れ上がりましたが、ビタミンB粉末は少なかったといいます。

伝染病室にはアメーバ赤痢、結核、痘瘡《とうそう》、コレラ、ハンセン氏病の患者が収容されました。アメーバ赤痢は検便により原虫が検出されれば伝染病病棟に入室となりました。患者は日に30〜40回の激しい下痢と粘血便が出て、便器が間に合わないときは臀部に穴の開いたベッドに寝かせたりもしました。脱水が強い場合はリンゲルの大量皮下注射で補液を行いましたが、赤痢に対する薬であるエメチンは数が十分ではありませんでした。痘瘡患者やハンセン氏病患者はバラックに隔離収容されました。看護婦も感染予防のためにクレゾールの全身噴霧を行いました。

写真8は外傷患者の治療の様子です。手術は切断術が主でした。医療品が不足すると包帯の代わりに紙を代用、ウジに傷口を食べさせてからピンセットで取り除く「ウジ療法」が行われました。精神病棟もあり、凄惨な戦場で精神疾患を発症した患者が次々と入院しました。

派遣先での救護員の生活

衣食住

外地では救護員の宿舎、食事、医療、旅費は官給され、それ以外は日赤が支給していました。（その後、内地でも1944（昭和19）年8月より、宿舎または食事を官給できるという規定が加わりました）

日赤救護員のお給料はといいますと、外地と病院船で勤務している救護員には軍が支給、内地と朝鮮、台湾の場合は日赤が支給していました。記録によりますと給与額は高い順に月額「甲一婦（甲種看護婦1級）75円」、「甲一婦70円」、「甲二婦65円」、「臨婦60円」「臨婦55円」、などがあります。使丁は日給で「1・90円」「1・70円」でした。本俸は毎月定日に軍から支給され、それ以外に伝染病手当や年度末賞与、臨時賞与がありました。給与はほとんど留守宅に送金、あるいは貯金されましたが、現地でも使用されました。

兵食は献立をみると朝は味噌汁と漬物、ごはんのみで、昼、夕も基本的にはおかず一品です。おかずにはシチュー、魚の煮つけ、カレー、八宝菜、ローストビーフなどがありました。肉、野菜、芋などが豊富に用いられましたが、味噌しょうゆは美味ではなかったとの感想が残っています。そのため時々、食材のみ支給を受けて、自分たちで調理して食した救護班もありました。ただ、敗戦直前には食糧も少なくなり、自活委員会といって菜園をつくったり鶏を育てたりして自分たちで食糧増産につとめた救護班もありました。さらに前線から行軍して撤退せざるを得なかった救護班のなかには、食べるものもなく栄養失調になり、感染症などに罹患していのちを落とした人たちもいます。

日赤からは制服、制帽、白衣、飯盒や水筒などの貸与品と、肌着、手套、靴下、襟・袖布、編み上げ靴などの給付品がありました。看護婦の制服は、1926（大正15）年に定められた紺色のものの他に、南方へ派遣される救護班のための夏用のグレーの制服が準備されていました。白衣、白帽、予防衣、略衣上下は、南方では1944（昭和19）年4月中旬から7月にかけては草木色に染色されました。空襲を避けるためです。

外地に派遣された救護班のほとんどが貸与品を返品できませんでした。空爆による焼失、長期勤務による破損（抑留期間を含む）、盗難、転進時における軍命令による焼却などが主な理由でした。しかし救護員にとって赤十字の看護婦であることは誇りであり、その身分証明でもある制服、制帽、赤十字のブローチ（救護員章）は、絶対に失わないようにと携帯し続けました。

軍からは加給品として看護婦にお菓子や果物、石鹼や脱脂綿、蚊取り線香などの日用品が、使丁にはビールや煙草などが支給されました。本来であれば日赤が支給するはずの靴下や靴が加給されることがあり、外地では国内から追送品が届きにくい状況で喜ばれました。本社、支部の他、地方の篤志看護婦人会、愛国婦人会からは手紙、小包、慰問袋が送られました。慰問袋の中身は、お茶、煮干し、肌衣、靴下、化粧品、ネット、ピン、歯ブラシ、歯磨き粉、洗濯粉、団扇、航空はがき、郷土新聞、週刊誌、機関誌の「同方」、「少年赤十字」、「博愛」などで、救護班は日本からの手紙や小包を待ち焦がれており、業務報告書には「手紙小包等内地の香に接し班員元気百倍す」と書かれています。

表7　日課時限表　森第2265部隊

起床	8：30
日朝点呼	8：30
朝食	9：30
昼食	14：00
会報	17：00
夕食	19：00
日夕点呼	21：30
消灯	22：30

第488救護班（石川）業務報告書より

日課と行事

表7は第488救護班（石川）の業務報告書に掲載されていた救護班の到着当初の日課表です。毎朝、点呼、皇居遥拝《ようはい》、勅諭奉唱《ちょくゆほうしょう》、黙禱《もくとう》、ラジオ体操が行われ、毎月8日は大詔奉戴日で、大東亜戦争（太平洋戦争）開戦の日（1941年12月8日）にちなんで国旗掲揚、君が代吹奏、皇居遥拝、詔勅・勅語の奉読などが行われていました。

行事として1月1日元旦（遥拝式）、3月10日陸軍記念日、4月29日天長節、5月27日海軍記念日、7月7日支那事変勃発記念日、7月11日国旗日の丸制定記念日、9月23日秋季皇霊祭、10月16日靖国神社臨時大祭、11月3日明治節、11月23日新嘗祭、12月25日大正天皇祭などが行われました。

軍人軍属、邦人、現地の人々との交流

平穏な時には日赤の看護婦は歓待され、厚遇されました。輸送船や病院船内では軍から何度とな

く要望され、歌を歌ったり、演芸会をおこなったりしています。病院船の場合には、還送患者を迎えに行くまでは船には衛生要員しか乗っていないので、このような催しはよく行われたようです。

外地では傷病兵は、日本女性の看護を受けられることを大変喜びました。戦況が落ち着いていたころには写真9のように穏やかに過ごす時間もあったのでしょう。

部隊では編成記念式などがあり、演劇のほか、庭球、将棋、囲碁、卓球、相撲大会などが行われていました。軍楽隊や現地日本人学校の生徒、慰問団の舞踊、演芸、落語、浪花節、管弦楽団一行による慰問も受けました。

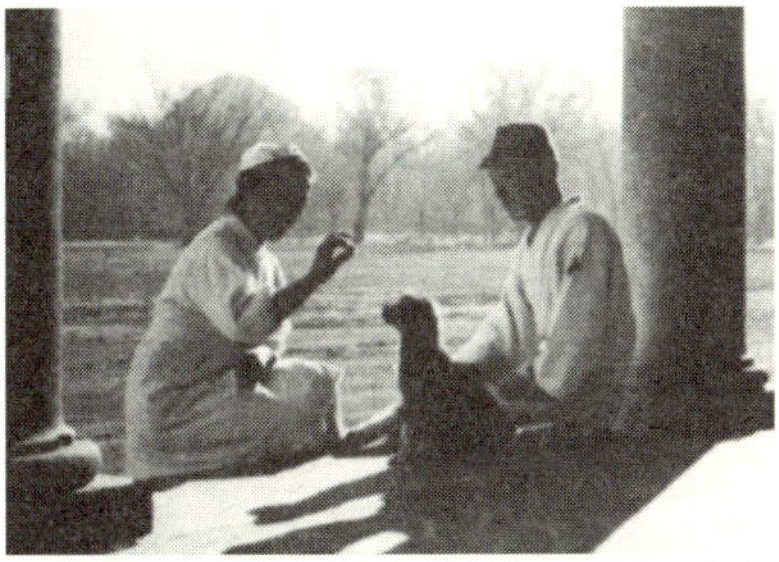

写真9　救護の合間に（『ほづつのあとに』メヂカルフレンド社）

満洲では日赤の看護婦は病院の外に出ることは少なかったと聞いていますが、ビルマでは現地邦人の企業や団体に招待を受け、食事会に参加したり、通信社、新聞社、放送局等の座談会に日本人女性の代表として出席したりしています。王家からの要望で、王家を訪問し、救護員が日本の歌舞を披露し、御馳走を振舞われ、そのお礼として部隊にも招待をし、日本料理や生け花の鑑賞をしていただいて、友好の一刻を過ごしたこともありました。

班員の健康管理

救護員の健康管理のため、毎月、上官の指導のもとに体重測定が行われ、班員の平均値の変動が業務報告書で本社救護本部に報告されていました。また赤血球沈降速度、寄生虫検査、レントゲン検査の他、コレラ、赤痢、ペスト、チフスなどの予防接種、種痘が実施され、マラリア予防服薬ヒノラミン錠の服薬、寄生虫検査で陽性者への駆虫剤投与が行われました。特に伝染病分室を担当した救護班ではほとんど毎月のように予防接種が行われていました。

救護員が病気になったり、怪我をしたときには練兵休が与えられ、入院が不要な病気などでは1～5日の練兵休が与えられました。救護員の場合も患者と同様、軽傷を一報患者、重傷を二報患者、危篤を三報患者、死亡者を四報患者と呼んでいました。内地還送の理由となる疾患には、結核性疾患が多く、次いで感染症、脚気などでした。結核性疾患で内地還送された救護員では、帰国後に治療の甲斐なく死亡するものもいました。

殉職救護員

表8は、日赤の殉職救護員の人数です。日露戦争では39名の看護婦が殉職しましたが、日中戦争から太平洋戦争終結まで（昭和12～20年）では、その数は1120名に上っています。殉職者のうち、看護婦が占める割合がもっとも高く、その半分が1945年に亡くなりました。早く戦争が終結していれば亡くならずにすんだいのちもあったでしょう。

表8　日本赤十字社における戦時救護の派遣救護員数と殉職者数（人）

戦没（事変）年代	派遣救護員数	殉職者数	内訳 医師	薬剤師	書記	看護婦	看護人	使丁
西南戦争明治10年	126							
日清戦争明治27・28年	1396	25	2			4	19	
清国事変明治33年	459	1					1	
日露戦争明治37・38年	5170	101	5	3	2	39	39	13
第一次世界大戦大正3・4年	291							
シベリア事変大正7～11年	361	3				2		1
満洲事変及び上海事変昭和6・7年	685							
日華事変及び第二次世界大戦　昭和12～20年	3万5785	1187	8	1	38	1120		20
合計	4万4273	1317	15	4	40	1165	59	34

※第二次世界大戦の中には、戦後（昭和22年12月）まで引き続いて行われた外地引揚者の援護業務を含む。
※清国事変は一般に義和団の乱、北清事変などと言う。〈日本赤十字社　救護・福祉部調べ〉
〈『従軍看護婦たちの大東亜戦争』〉

参考文献

アンリー・デュナン／木内利三郎訳『ソルフェリーノの思い出』日赤出版普及会、1983年
立川京一、宿久晴彦『政府および軍とICRC等との関係―日清戦争から太平洋戦争まで―（前編）』防衛研究所紀要、2008年
井上忠男著『戦争と救済の文明史』PHP新書、2003年
河合利修著『日本赤十字社の戦時救護事業と陸海軍』軍事史学、2010年
陸上自衛隊衛生学校編『大東亜戦争陸軍衛生史1陸軍衛生概史』陸上自衛隊衛生学校、1971年
第489救護班（広島）「業務報告書」日本赤十字社所蔵
日本赤十字社『社史稿第5巻』日本赤十字社、1969年
従軍看護婦たちの大東亜戦争刊行委員会『従軍看護婦たちの大東亜戦争』祥伝社、2006年
『人道――その歩み日本赤十字社100年史』

第4章 赤十字看護婦が受けた教育

吉川龍子

病院で働く看護師は、現在では男女ともに同じ名称ですが、以前は女性は看護婦、男性は看護士（その前は看護人）といい、看護職の大部分は女性でした。

その中で、日本赤十字社の看護婦は救護看護婦という名称で、日中戦争から太平洋戦争にかけて、のべ3万人以上が内地と外地の軍病院へ派遣されて、戦場で傷ついたり、病いに倒れた傷病兵の救護につくしました。

「白衣の天使」とよばれて、看護婦の活動が新聞や雑誌、映画を通じて広く国民に知られました。

けれども戦争が激しくなるにつれて、物資や食料が不足してくると、過労や伝染病のために倒れる看護婦が増加し、戦争中に1000人以上がいのちを落としました。

赤十字の看護婦は、どうして病院内だけではなく、外地まで行き、身の危険もかえりみないで、傷病者のためにつくしたのでしょうか。どのような教育を受けていたのでしょうか。

戦争をおしすすめたのは職業軍人ですが、戦場で戦った多数の兵士たちは、一般国民の中から強制的に召集された人たちでした。弾丸にあたって傷ついた兵士たちは、戦争の犠牲者でした。この傷ついた兵士たちのいのちを守るために、赤十字看護婦は活動したのです。

赤十字看護婦は戦時だけでなく、災害の時にも被災者のいのちを救うために救護活動をしました。病院で働くだけでなく、戦時と災害時には、差別なく人命を救うという女性救護員だったのです。日本赤十字社では、125年以上も前からこの女性救護員を養成する教育を始めました。彼女たちはどのような教育を受けて、戦争や災害の中で役立つ救護員になったのでしょうか。

病院の中の看護婦養成所

近代（明治期〜昭和前期）の赤十字看護婦は、全国各地にある赤十字病院（はじめは支部病院）内で養成されました。昭和期の初めには、全国で21カ所に支部病院がありました。

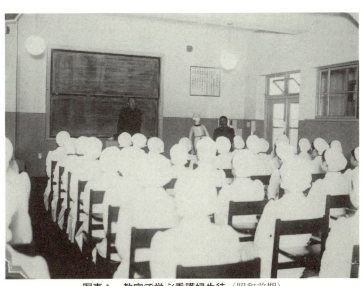

写真１　教室で学ぶ看護婦生徒（昭和前期）

一番古い東京・渋谷の日本赤十字社病院（のちに日本赤十字社中央病院）は、現在の日本赤十字社医療センターの前身で、本社病院ともよびました。ここでは、この病院における看護婦養成を中心にして見ていくことにしましょう。生徒は、看護婦生徒とよびましたが、１９０９（明治42）年に「救護員養成規則」が改正されてからは、救護看護婦生徒という名称になりました。ここでは省略して、看護婦生徒と記すことにします。

19世紀の末の１８９０（明治23）年に日本赤十字社病院に第一回生が入学しました。最初は1学年10人前後でしたが、昭和期になると、１学年80〜１００人と多くなりました。まだ病院を持たない各支部からの委託生が多くなったからです。また日中戦争が始まり、救護員が多く必要になると、４月以外にも臨時に入学者を募集するようになりました。

病院内に教室と寄宿舎があって、看護婦生徒は全員が生活を共にしました。はじめは生徒の年齢も学歴も同じではなく、入学前に医院で見習い看護婦の経験をもつ人もいました。高等小学校の卒業者（今の中学2年修了と同じ）が多かったのですが、昭和期になると高等女学校（今の中学・高校にあたり4年制または5年制）の卒業者がふえました。1934（昭和9）年からは、高等女学校卒業が入学者の条件となりました。修学年限は3年間でした。

教員は病院の医師で、医療の専門学科を教えました。一般教養の学科は、他の学校の教師に依頼しました。日本赤十字社が編集した『看護教程』という赤十字独自の教科書があって、全国の赤十字病院の中の養成所で、同じ方針のもとに教育が実施されました。

日中戦争がおきる少し前の1934（昭和9）年ごろの学科目をみますと、解剖生理や衛生学、細菌学、消毒法などに始まり、一般看護法や治療介助、包帯法も学びました。さらには妊産婦や乳幼児の看護法、手術介助、食餌法や救急法、按摩法も加わりました。

これらの基礎科目は第1学年で学習し、第2、3学年になると病棟での実務練習が中心となりました。3学年を通して必ず行われたのが患者運搬法でした。担架訓練とよんで、屋外で担架を使い患者を運ぶ基本動作（写真2）を、きびしく訓練したのです。共同作業なので、団体行動の訓練をも兼ねていました。

その他の学科では、赤十字事業の内容や看護の歴史、陸海軍の制度、公衆衛生看護事業などを学

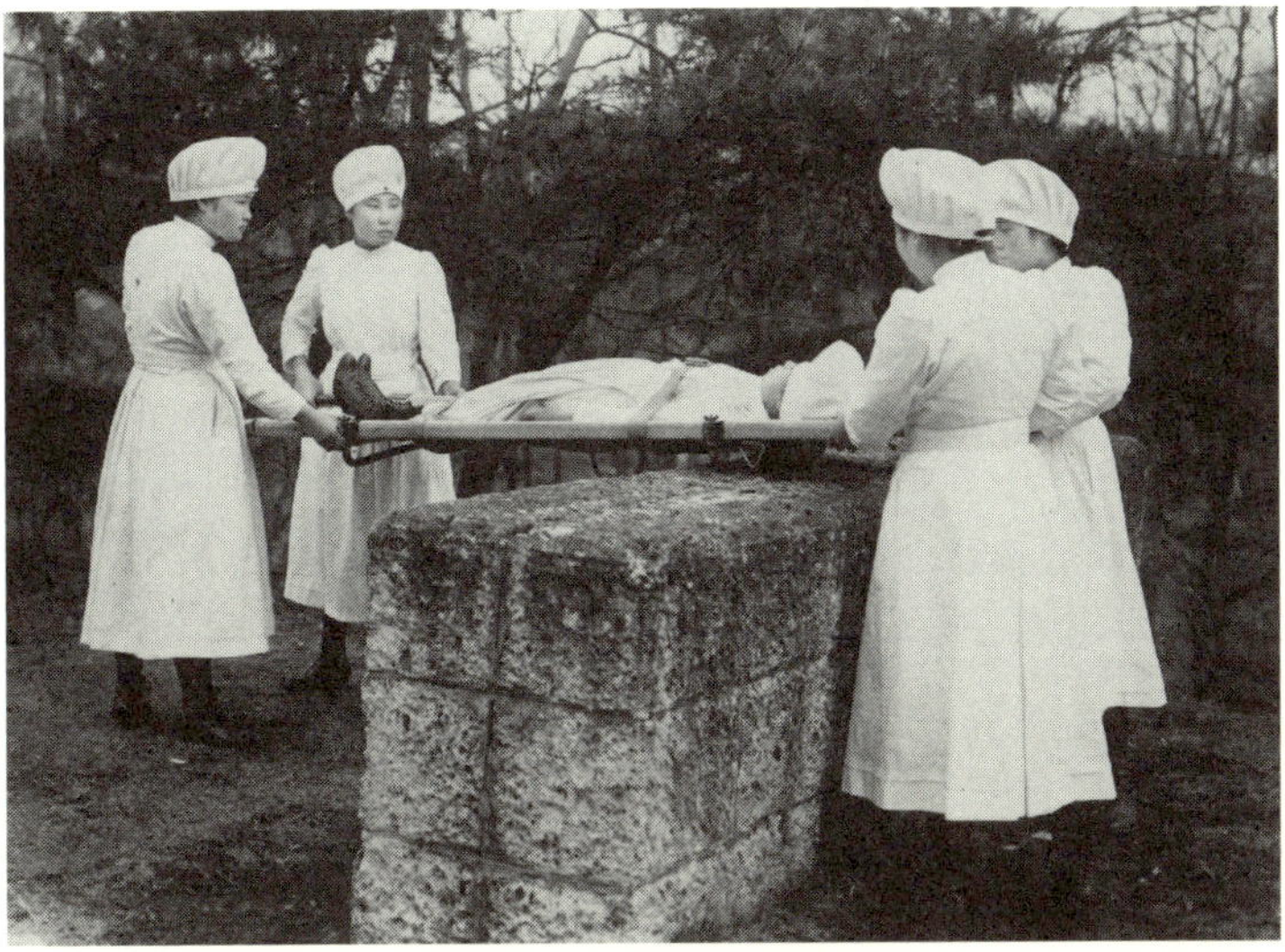

写真２　患者運搬法の授業

んで、将来にそなえました。大正期の中ごろから、平時の赤十字事業として公衆衛生看護をすすめることになりました。社会的看護事業という科目が加わり、病院勤務だけでなく、訪問看護婦や今の養護教諭にあたる学校看護婦になることをめざす人たちもふえてきました。しかし卒業後12年間は召集を受ける義務があったので、戦争や災害がおこると、勤務を中断して救護員として出かけることになっていました。

一般の学校教育と同じく国語、英語、婦人作法（96頁写真３）、体操、裁縫などの学科もありました。包帯法（97頁写真４）の復習や看護技術、食餌法の実習は、病院の看護婦長が教師となりました。赤十字独自の英語の教科書も作られていました。当時は国民道徳の実践のために修身という授業があり、看護教育

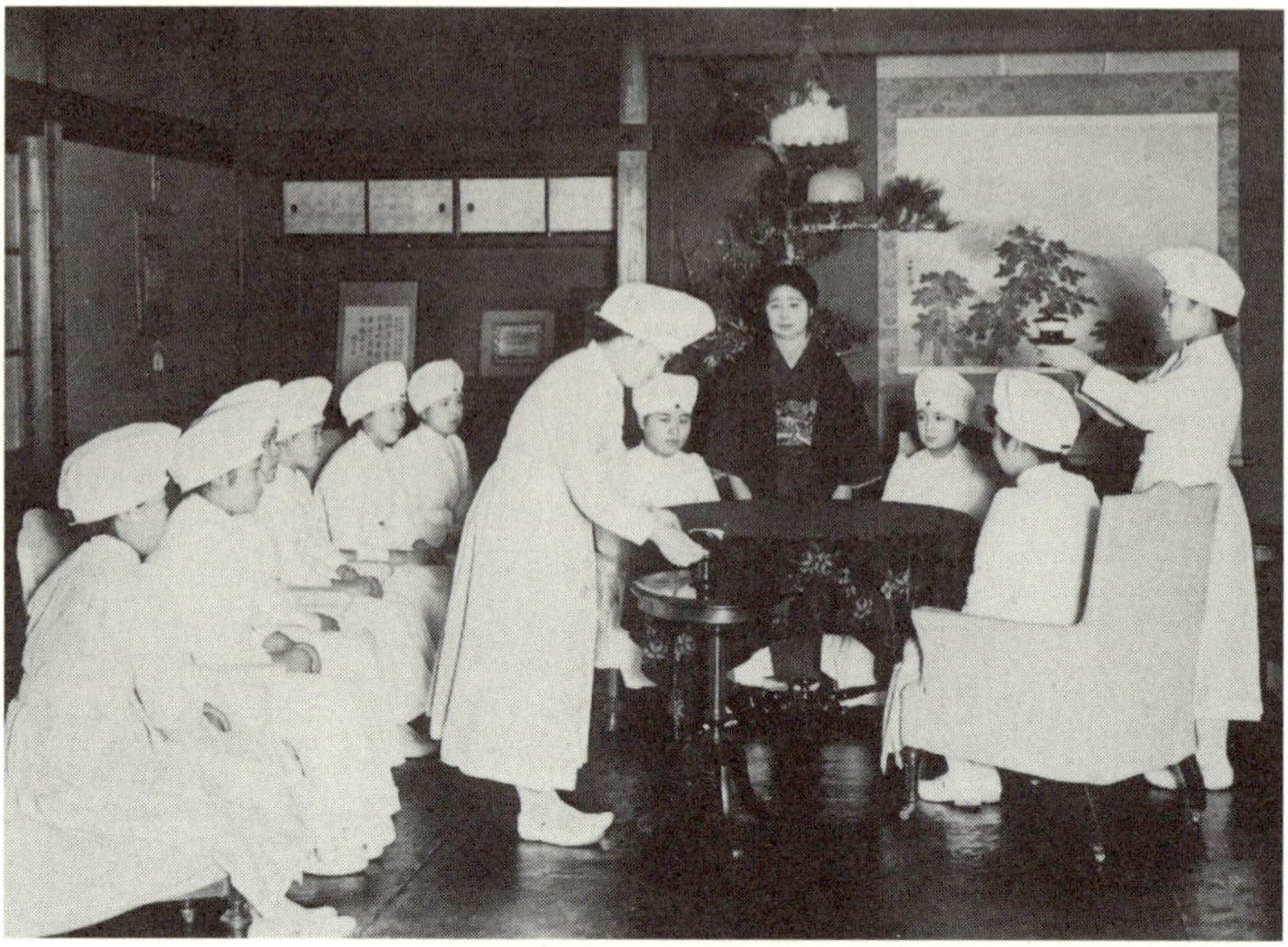
写真３　作法の授業

の中にもとり入れられました。
看護教育のために教員が作製した包帯法や解剖図などの掛け図（教壇の黒板に掛けて示した図）が今も残っています。そのほか医療器具や各種模型なども、教材室にそなえてありました。
今の看護学生が病院で実習をするように、当時の看護婦生徒は病棟での実務練習の時間がとても多くて、文字通り実務に明け暮れる毎日でした。朝早く病棟へ行って床《ゆか》掃除までしました。また自炊場で看護婦長の指導のもとに、患者食の調理法の実習もしました。

赤十字看護教育の始まり

赤十字看護婦の養成は、日本赤十字社の最も大事な事業の一つでした。戦争中は、赤十字と

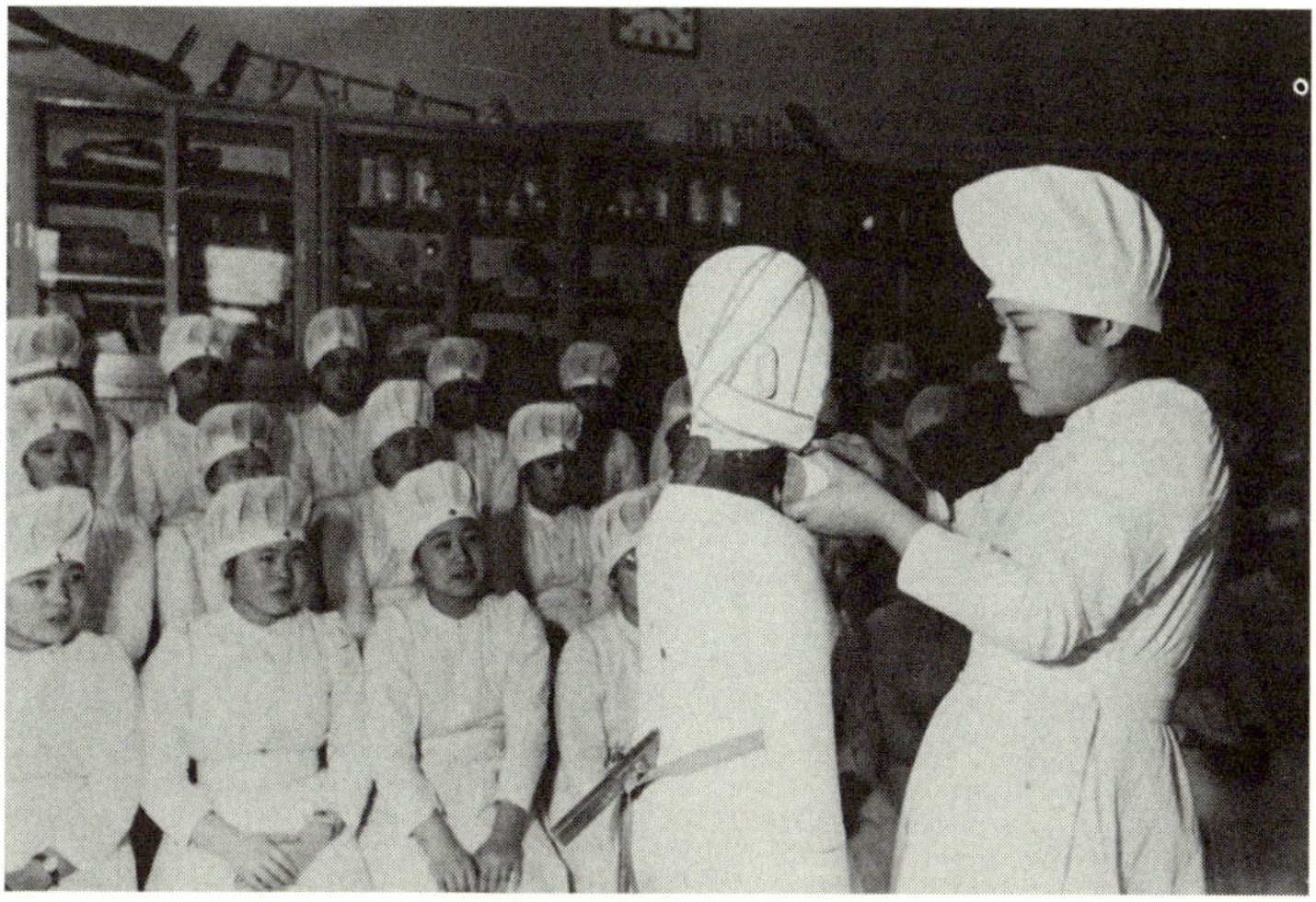

写真4　包帯法の授業

いえば看護婦、看護婦といえば赤十字を連想するほど、国民にもよく知られていました。ところが戦後になると、赤十字看護婦は戦争に加担したという人さえ出てきました。けれどもこれは、赤十字の事業や歴史を正しく理解していないからです。赤十字看護婦の養成は、軍部からの要求で始まったわけではありません。日本赤十字社は国際赤十字という国際機関の一員であり、赤十字がめざす人命の尊重という使命から、軍隊では収容しきれない戦争の傷病者の救護のために、赤十字病院を使用したり、救護班を派遣したのです。

近代（明治期）になって登場した軍隊にも、看病人や看護卒とよぶ男性の看護人がいました。1877（明治10）年に国内最後の内乱となった西南戦争が九州でおこりました。新政府軍と政府に不平をもつ士族（旧武士階級）たちの反乱軍との戦いです。この戦いの中で、日本赤十字社の前身にあたる博愛社という救護組織が誕生しました。

博愛社の社則には、反乱軍の負傷者をも救護することが示してありました。この時に採用した看護人は男性だけでした。戦いが終わったあとも博愛社を続けることになり、いつおこるかもしれない非常時にそなえて、男性看護人を採用する制度をつくりました。

しかし一方では、女性の看護員が必要なこともわかってきました。博愛社の社員総会で外国人社員が、疾患の看護には女性が適していることや、ヨーロッパでは戦争の負傷者を女性が看護していることを紹介したからです。またヨーロッパへ視察に行った社員も、帰国した時に、各国の赤十字社が女性の救護員を養成していることや、女性が負傷者の看護に向いていることを報告しました。

赤十字国際会議でも、看護婦の教育についての決議があることがわかりました。第3回赤十字国際会議（1884年）に非公式ながら出席した橋本綱常《はしもとつなつね》は、帰国すると、博愛社でも病院を設けて、看護婦を養成することを提案しました。

博愛社のはたらきかけにより、1886（明治19）年に日本政府がジュネーブ条約に加入し、博愛社でも東京の飯田町に博愛社病院を開設しました。この病院で最初に採用した看護婦は、ほかの病院で働いた経験があるだけで、専門の教育は受けていませんでした。この前年には、有志共立東京病院（のちに東京慈恵医院）に看護婦教育所が開設されて、日本でも看護婦を養成する教育が始まった直後のことでした。

翌年の1887（明治20）年5月に博愛社は日本赤十字社と改称し、9月には国際赤十字に加盟して、正式に国際機関の一員となりました。その翌年の7月に磐梯山（福島県）が噴火した時には、東京から男性医員3人を被災地の住民の救護に派遣し、最初の災害救護を行いました。

1889（明治22）年6月には「日本赤十字社看護婦養成規則」が制定されました。その第一条に、卒業後に戦争が起きた時は患者の看護に従事することがあげられています。これは赤十字がめざす、戦争の犠牲者の苦痛を救うことを目的としていて、戦争への協力を求めたものではありません。

このような長い経過の末に、1890（明治23）年4月にようやく赤十字看護婦の養成が始まったのです。最初に教育を受けた看護婦生徒の第一回生10人は、全国各地から集まった人たちで、年令も幕末の生まれの人と明治期の初めの人がまじっていました。養成が始まった翌年には、病院が東京の市中の飯田町から郊外の渋谷（現・渋谷区）に移りました。

最初のころの修学年限は1年半でしたが、そのあと2年間は全員が病院内で看護業務を体験することが決まっていました。第一回生が3年半の学業と実務を終えて解散式を迎えたのは、1893（明治26）年10月でした。その翌年には日清戦争がおこり、卒業生はすぐに戦時救護に従事することになりました。明治期の赤十字看護婦は、外地へは行かないで、内地の軍病院に派遣されました。

全国支部の看護婦養成

日本赤十字社は、北海道および各府県に支部をもっていました。東京の日本赤十字社病院で看護婦の養成を開始した1890（明治23）年の10月には、第二回生の中に支部から選ばれてきた委託生がいました。これはやがて支部でも看護婦の養成をする時に、模範となり助手を勤める人を育てるためでした。

全国の支部の中で最も早く看護婦の養成を開始したのは広島支部で、1893（明治26）年に市内の病院に委託して、少人数ながら教育を始めました。ついで大阪支部も大阪医学校に、京都支部も京都療病院に、それぞれ教育を委託しました。しかし支部ごとに養成の方法や年限に違いがあったため、全国的に統一する必要がありました。

そこで1896（明治29）年に支部における「養成規則」を定め、全国の支部が同じような看護教育をすすめることにしました。そのほか同年からは、支部が選んだ生徒を東京の本社病院で学ばせる支部委託生も多くなりました。また支部の養成所で学科を学んだのち、本社病院で実務を学ぶ実務練習生という制度もできました。

支部の養成所の卒業生も、戦時と災害時には救護員として召集を受けました。たとえば長崎支部では、1906（明治39）年の高島炭坑爆発事故で多数の殉職者が出た時に、臨時召集を受けた支部看護婦が遺体の処置を担当しました。また同じ年に近海でおきた難破船の負傷者の救護にもあたりました。そのほか大津波、風水害、火災や交通事故などの際に、各支部の看護婦たちが救護活動を行いました。その時には看護婦生徒も参加する場合がありました。

明治期の終りごろになると、各地に支部病院が開設されるようになりました。支部病院も看護婦の養成を目的としていて、病院内に養成所を設けました。まだ病院数は少なかったので、他の支部の生徒も受け入れて、ともに養成するようになりました。

大正期になると、本社病院と各支部病院がそれぞれ定められた支部の生徒を教育するようになり、赤十字独自の看護教育が全国にわたって行われるようになりました。

明治・大正期には本社病院と支部で男性救護人の養成も行われました。外地へ派遣する救護班の要員に男性が必要になったためでした。看護人用の教科書も作られ、10カ月で学科と実務を学びました。

また本社病院では、看護婦長になる人を養成する看護婦長候補生の教育も行われました。社会看護婦生徒といって、日本における最初の保健婦養成にあたる教育や、看護婦外国語学生という国際的に活動できる看護婦の教育も昭和期に始まりました。

赤十字看護教育の特色

赤十字看護婦は、救護員として戦争や災害で傷ついた人たちを救うために、いつでも、どこへでも行きました。世の中の人びとの目にふれるので、看護婦生徒の時からきびしい教育を受けました。赤十字看護婦は看護の技術ばかりでなく、人格もすぐれている必要があったからです。

博愛社の創設者である佐野常民は、日本赤十字社の初代社長になり、看護婦の養成に特に力を入れたことで知られています。

日本赤十字社が刊行した最初の本格的な教科書の『看護学教程』（1896＝明治29年）のはじめにも、赤十字看護婦が守るべき十カ条の教えがのっています。「温和ニシテ患者ヲ慰《イ》撫《ブ》スルコト」（やさしく患者をなぐさめること）、「周密ニシテ作業ニ敏活ナルコト」（こまかい心づかいをしながら速やかに作業をすること）など、最も大事な注意事項が見られます。これらの教えは、日ごろ佐野社長が訓辞の中で述べていたことで、赤十字看護婦の患者へのやさしい態度や敏速な動作は、そののち伝統的に受けつがれました。

また1898（明治31）年には、佐野社長から「日本赤十字社看護婦訓誡」という教えが示されました。これには赤十字看護婦が守るべき二十カ条の心がまえがのっています。

患者には公平に接すること、物品をもらってはいけないこと、女性として正しい行いをすることなどとともに、救護に行った時に宿舎や食事が粗末であっても決して不平を言ってはいけないこと、団体組織の一員であることを忘れてはいけないことなど、具体的な注意があげてあります。これらは赤十字看護婦が戦時救護・災害救護や国際的な救護に行くことも考えていたからです。

明治期の教科書にあった十カ条の教えは、昭和期になると「救護員十訓」とよぶようになりました。内容に多少の変化がありますが、女性救護員として守るべき要件をあげてあります。看護婦生徒たちは、これを暗誦して実行することにつとめました。

卒業して救護看護婦になってからは、さらに大事な心がまえとして「救護員十訓」を守りました。戦争中に病院船で勤務していたある救護看護婦は、敵の潜水艦から魚雷攻撃を受けた時、患者たちが一斉に看護婦の方を見たので、「この人たちを助けなければ」と思い、「救護員十訓」の中の「勇敢ニシテ沈著ナルベキコト」（勇気をもって事にあたり、しかも落ちついて行動すること）のことばが、とっさに浮かんだといいます（「戦時救護――日赤看護婦たちの軌跡」）。

救護員十訓

一　博愛ニシテ懇篤親切ナルベキコト
二　誠実勤勉ニシテ和協ニ力《ツト》ムベキコト
三　忍耐ニシテ寛裕ナルベキコト
四　志操堅実ニシテ克己自制ニ力《ツト》ムベキコト

五　恭謙ニシテ自重ナルベキコト
六　謹慎ニシテ紀律ヲ重ムズベキコト
七　勇敢ニシテ沈著ナルベキコト
八　敏活ニシテ周密ナルベキコト
九　質素ニシテ廉潔ナルベキコト
十　温和ニシテ容儀ヲ整フベキコト

看護婦生徒の生活

東京の日本赤十字社病院（本社病院）が、市内の飯田町から郊外の渋谷に移転した1891（明治24）年から看護婦と看護婦生徒は全寮制となり、全員が寄宿舎で生活を共にすることになりました。寄宿舎の中では、生活全般にわたって規則がこまかくきめられました。上級生に対する挨拶のしかた、言葉の使い方など、対人関係もきびしく指導されました。集団生活の基本をしっかりと身につけて、どのような場面に出ても、恥ずかしくないように教えられたのです。

1935（昭和10）年には、教育棟と寄宿舎が並んだ看護婦教養所という施設が完成して、看護婦と看護婦生徒450人が入寮しました。看護婦を指導する看護婦監督は、生徒たちの指導も兼ねていました。

看護婦養成が始まったころの生徒の服装は、細長い筒袖の和服の上に袖なしの白いエプロンをつけたもので、頭に白い帽子をかぶっていました。まだ和服がふつうの時代だったため、白エプロンと白帽が看護服の役わりをしたのです。

しかし第一回生の最初の卒業証書授与式（1892＝明治25年）を迎えた時には、白いワンピース形式の看護衣となっていました。

こののち看護婦と生徒の服装は、着丈が長い白衣と白帽が長く続きました。生徒は教室の授業中も白衣を着ました。はき物は白い足袋《たび》と、ぞうりでした。昭和期になると、白いくつ下と白靴になりました。

大事な儀式に出席したり、外出する時には、濃紺色の制服と制帽を着用しました。はき物は黒い編みあげ靴でした。制服は救護に出かける時にも着たので、一般の人の目にもはいり、赤十字看護婦を象徴する服装となりました。

一般の学校と同じく看護婦養成所でも、運動会や遠足、修学旅行などがありました。運動会は病院の職員と合同で行われ、白衣のままで参加しました。鎌倉などへの遠足が早くから行われて、最初のころは和服姿でした。修学旅行では伊勢、奈良、京都などを見学し、支部の病院へも行きました。また戦時救護にそなえて、陸軍病院・海軍病院や軍艦・飛行学校、師団衛生隊の演習などの見学も行われました。

赤十字事業に参加した看護婦生徒

赤十字看護婦は、戦時と災害時に日本赤十字社の救護事業に従事することが定めてありましたが、実際には看護婦生徒の時にも救護に参加していました。その最初は、明治期の濃尾地震の時でした。

濃尾地震（1891＝明治24年10月28日）

岐阜県と愛知県を中心に大きな被害が出た大地震で、住民の死傷者が多数にのぼりました。東京の日本赤十字社病院から救護班が派遣され、その前年に入学して1年半の学業を終えたばかりの第一回生10人も、まだ卒業前なのに赤十字看護婦として、被災地へ行きました。

社長の佐野常民は生徒たちに対して、真心をもって救護にあたること、苦しいことにも耐えること、正しい行いをすることを求めました。生徒たちは1カ月の間被災地に滞在して、寝る所も食事も不自由な中で、負傷した住民の救護につくしました。

当時の人たちは看護婦という職業についての知識があまりなかったので、女の医者かと思ったそうです。この第一回生たちの活動が評価されて、赤十字事業の中に災害救護が加わりました。

日清戦争（1894＝明治27年8月1日開戦）

近代になって最初の外国との戦いで、赤十字看護婦が登場したばかりでした。東京・渋谷の日本赤十字社病院には、戦場で傷ついた元兵士たちのために仮病棟が建てられ、本部と支部の赤十字看護婦が派遣されてきました。

戦争の相手国の清国《しんこく》の捕虜の負傷者も、この病院に収容することになりました。この捕虜の看護を担当したのが、看護婦生徒たちです。言葉が通じない上に、生活習慣も違う敵国人ですが、生徒たちはやさしくいたわり、敵味方の別なくいのちを救うという赤十字精神を実行したのです。この戦争中に、生徒の中には広島の陸軍病院へ派遣された人もいました。

明治三陸津波（1896＝明治29年6月15日）

東北地方の三陸海岸の地域は、東日本大震災（2011＝平成23年）の時に大きな被害を受けましたが、その100年以上前にも大津波による大災害がおこりました。

この時は岩手県を中心に2万人以上の犠牲者と多くの負傷者が出たので、東京の日本赤十字社病院からも救護班が派遣されました。その中には卒業前の看護婦生徒も加わりました。当時は盛岡と三陸地域を結ぶ鉄道がないので、白衣を着たまま、わらじばきで山越えをしました。これを見た地元の人たちは、女の兵隊が来たのかと思ったそうです。

津波のために傷ついた人たちが、たくさん助けを求めて救護所に集まって来たので、1カ月以上にわたり救護につくしました。

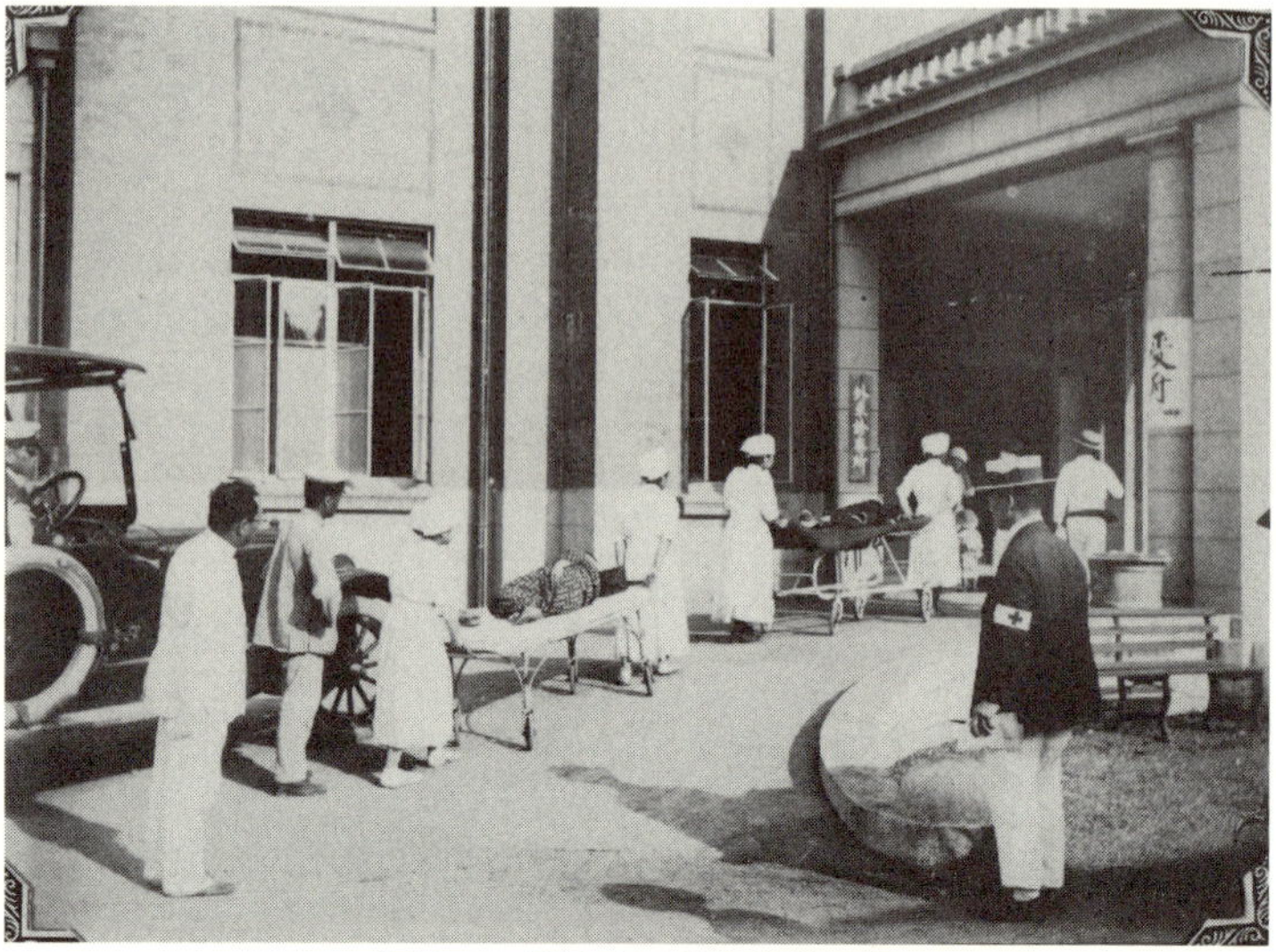

写真５　関東大震災の救護活動

日露戦争（１９０４＝明治37年2月10日開戦）

東京の日本赤十字社病院は陸軍病院の渋谷分院となり、多数の仮病舎が建ちました。各地の支部から救護班が集まりましたが、必要な人員が足りないので、臨時に生徒の卒業を早くしたり、生徒を看護婦と同等とするなどの対策をとりました。

臨時救護班の中には、看護婦生徒で編成された班もありました。生徒たちは緊張しながらも看護の業務を早く覚えて、患者に接することができました。

関東大震災（１９２３＝大正12年9月1日）

東京・横浜を中心に大被害が出た大地震の中で、日本赤十字社病院も建物が破損しましたが、病院内で実務練習をしていた生徒たちは、すぐに患者の安全を守りました。続いて市民の負傷者がつぎつぎと運ばれてきたので、臨時のバラック病舎が建てられ、在学中の生徒全員が、救護に従事することになりました。

臨時に編成された救護班に加わって、各地の救護所へ行った生徒たちもいました。この大震災では、全国の支部から赤十字救護班が集まり、大規模な災害救護が行われました。親切な看護をして、女神《めがみ》のように尊敬された看護婦もいました。

戦争中の看護婦生徒

日本の年号が昭和になったころから、外国との争乱がおこるようになり、満洲事変（1931＝昭和6年）、上海事変（1932＝昭和7年）と続いて、赤十字臨時救護班が派遣されました。1937（昭和12）年7月におきた日中戦争は解決しないままに、1941（昭和16）年にアメリカ・イギリスなどの連合国を相手とする太平洋戦争となり、1945（昭和20）年8月の敗戦までの8年間、国民全員が戦争にまきこまれました。

各地にある赤十字病院は臨時陸海軍病院となり、戦場から戻ってきた傷病兵たちが収容されました。そのため、一般人の診療は外来だけとなり、入院できなくなりました。病院に勤務していた看護婦は、つぎつぎと救護班の要員として召集されていきました。

その影響を受けて、看護婦生徒の日常もかわりました。病院で実務練習をする時の患者は、これまでは一般人でしたが、戦争中は傷病兵ばかりになりました。実務の指導をしていた先輩の看護婦も少なくなりました。物資が不足してきて、医療用品も乏しくなっていきました。

そうした中で、看護婦生徒が病院の看護業務を支える役目をになうまでになりました。太平洋戦争が始まるころから、これまで3年間であった生徒の修学年限は2年半となり、さらに短くなって2年に短縮されました。またこれまでの入学資格は高等女学校卒業でしたが、別に高等小学校卒業を資格とした乙種看護婦生徒の制度もできました。これまでと同じ高等女学校卒業者のクラスは、甲種看護婦生徒とよびました。

生徒の人数がふえたので教室や寄宿舎も新しく増築しました。一方では、敵機の空襲にそなえて病院の庭に防空壕を掘り、生徒たちはその中に患者を避難させる訓練をしました。火災にそなえて、防火訓練もしました。白衣を着ていると敵の飛行機から見えるというので、庭の草木を使って草木色に染めることもしました。

1944(昭和19)年の終わりごろから東京も空襲を受けるようになり、翌年の3月には東京大空襲がありました。5月には病院の建物の一部に被害が出ました。

夜間の空襲が多くなると、生徒たちはいつでも出動できるように昼間と同じ服装のまま寝て、警報のサイレンがなるたびに病棟へかけつけて、患者を防空壕へ避難させることのくり返しとなりました。

食料不足のために、一部の支部の委託生を東北地方などへ移して、そこで学習と実務練習を続ける疎開生活も行われました。

3月の東京大空襲も深夜で、東京の空は真赤になり、10万人もの市民が犠牲となりました。多数の市民の負傷者が出て病院に運ばれてきたため、養成所の施設も患者の収容場所にあてられました。生徒も救護に動員され、老若男女の患者の看護に従事しました。また市内の救護所へ派遣された生徒もいました。

赤十字の救護事業は戦場の負傷兵を対象としたものと思われがちですが、災害や空襲の時には、多数の一般住民のいのちを守るために活動してきました。救護看護婦をめざす看護婦生徒も、その実践のために学習し、訓練を重ねていたのです。

ある卒業生は、日中戦争が始ってすぐに救護員として召集されましたが、その時にまず思い浮かんだのは、看護婦生徒の時のきびしい訓練であり、今こそそれを実践する時がきたのだと決心したと述べています。

3年間の生徒時代に教室で学んださまざまな授業や、毎朝欠かさず行われた患者運搬法で、担架をかついで担架の原を歩き回った演習、病室での先輩のきびしい実技の実習などが、一度に脳裏をかすめ、今こそそれを実践する時がきたのだ、頑張るぞと心ひそかに誓ったのだった。

（「病院船の救護」『日本赤十字社看護婦養成百周年記念誌』）

卒業生の多くは、看護婦生徒であった時期をふり返って、あのきびしい教育と訓練があったからこそ、卒業後のいろいろの苦難に耐えることができたと回想しています。「救護員十訓は当時の赤十字看護婦の精神を支えるバックボーンであった」「戦時救護を体験してみると、この十訓が前提にあってこそ耐えることのできた救護活動であったことを実感させられる」と記した人もいます。

みずから赤十字看護婦を志願して、看護婦生徒になった人たちは、赤十字事業の教科で「敵味方の別なく傷病者を救護する」という赤十字精神を学びました。救護看護婦の手記の中には、敵兵への思いやりを示した例も見られます。外地へ派遣されて空襲を受けた際に、撃墜した敵の飛行機の中にいた全身大火傷の敵兵を見て、周囲の人たちが反対する中で傷の手当てをしたと体験記に記しています。また捕虜の患者から家族の写真を見せられて、笑顔の交流をしたという例や、食料不足の中で重労働をする捕虜に、ひそかに食物を届けたという例もあります。赤十字の標章がある病院や病院船が攻撃された中で、「敵味方の別なく」を実践した救護看護婦の行動の中に、赤十字看護教育の特色を見る思いがします。

戦後の赤十字看護教育は、専門学校・高等看護学院として新しく発足しました。現在では全国に赤十字看護大学6校、赤十字看護専門学校16校があり、卒業生は国内外の災害救護をはじめ、海外の難民支援など、さまざまな分野で活動を続けています。

参考文献

「昭和九年度学科課程」『日本赤十字中央女子短期大学90年史』資料編、日本赤十字中央女子短期大学編・刊、１９８０年
「日本赤十字社看護婦養成規則」『同右』資料編
『看護学教程』 日本赤十字社編・刊、 １８９６年
「日本赤十字社看護婦訓誡」『日本赤十字中央女子短期大学90年史』資料編
「戦時救護――日赤看護婦たちの軌跡」展示図録、 埼玉県平和史料館刊、 ２００７年
「病院船の救護」『日本赤十字社看護婦養成百周年記念誌』 日本赤十字社衛生部編・刊、１９９２年
『看護婦養成史料稿』 日本赤十字社編・刊、１９２７年
「日本赤十字社病院年報」 日本赤十字社病院刊、 １９２７年～１９３５年
宮部一三編「敵の負傷者にも愛の手を」『白衣の天使』 叢文化、１９８２年

第3部

第二次世界大戦と看護婦

第5章　赤十字条約はなぜ守られなかったのか

川原由佳里

ジュネーブ条約（赤十字条約・国際人道法ともいう）には、戦争に敗けて撤退する際に、重症患者を衛生要員とともにその場に留め置き、敵の保護に委ねるという規定があります。劣勢になってしまった軍がどの時点で撤退を決断するかはさまざまですが、決断のタイミングによっては重症患者をつれて撤退できるほど軍に余力が残っていない場合があります。そうした場合に重傷患者とその看護にあたっている衛生要員を無理に連れて行こうとせず、敵の保護に委ねることとしておけば、彼らのいのちを救うことができる。この規定は、それまでのかずかずの戦争での体験した悲惨な出

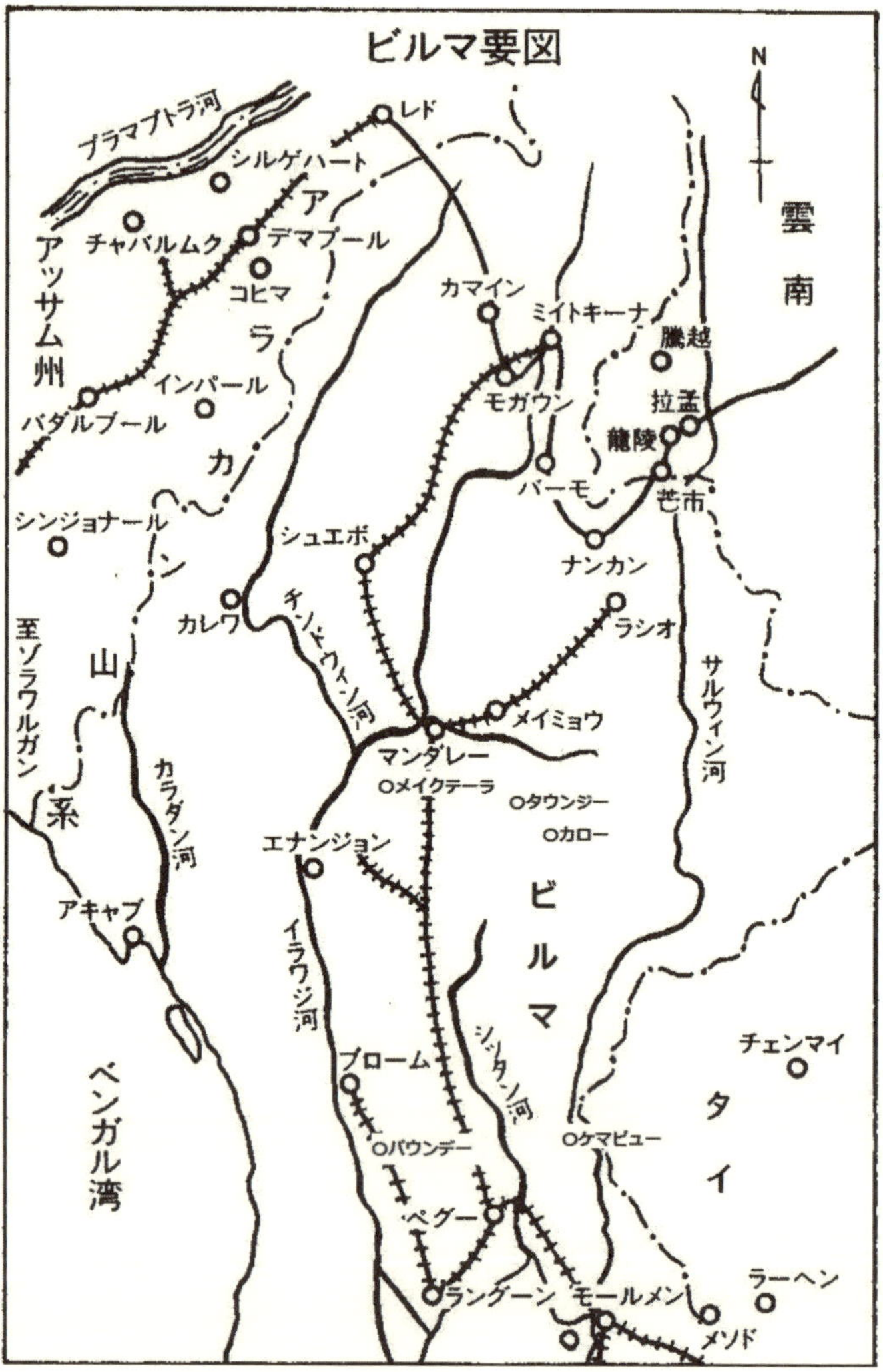

図1　ビルマ地図（文献『女たちの遥かなる戦場』の地図に筆者が加筆修正）

来事から、人類が学びとった教訓に基づいていました。

日本においても、このジュネーブ条約の規定が、軍の衛生勤務に関する規定のなかに示されていた時代があります。ところが残念なことに、1940（昭和15）年以降、日本ではその規定が削除され、どんなことがあっても死傷者は敵の手に委ねてはならないとされました。全力を出し尽くして戦い、それでも負けたなら潔く死ぬことを美徳とする。戦争を遂行するために、すべての人を戦いから遠ざかる途を閉ざしてしまったのです。そのことは重症患者のみならず、衛生部隊や日赤の看護婦たちの運命も大きく変えることになりました。

この章では、太平洋戦争の激戦地ビルマにおいて戦いに敗け、撤退する部隊とともに、敵中に取り残された日赤救護班が遭遇した悲劇についてお話しします。まずはその実態からみていきましょう。

日本軍のビルマ侵攻と実態

ビルマ侵攻の目的

太平洋戦争の開戦前、ビルマはイギリスの植民地でした。図1の地図を見てわかるように、ビルマという国は、西側に同じくイギリス領だったインドと、北東側に中国と、そして南東側に日本の統治下にあったタイと面していました。中国の重慶という都市には、蔣介石が長期にわたって日本軍と戦闘をつづけていて、イギリス軍はインドから蔣介石を支援するための軍需物資を、ビルマの援蔣《えんしょう》ルート（まさしく、蔣介石を援助する）を通って、中国に送っていたのです。

日本軍のビルマへの侵攻目的は、中国との戦いを少しでも有利に進めるために、この援蔣ルートを遮断することにありました。もちろん南方の豊富な物資も日本のねらいでした。長期にわたって経済封鎖を受けていた日本が南方の資源を獲得したときの国民の興奮は大きかったといいます。日本軍はビルマの国民に対して、イギリスとの戦いに勝てば独立させると協力を呼びかけ、味方につける一方で、日本に協力的ではない民族を抑圧しました。

日本軍によるビルマ侵攻（通称、あ号作戦）は１９４２（昭和17）年2月からです。王宮のあるマンダレーを制圧したのが3月、ビルマの全土制圧は5月といわれています。真珠湾攻撃で有名な太平洋戦争の開戦日が前年の12月８日ですから、日本の南方進出が破竹の勢いであったことがわかるでしょう。

制空権をもたないままでの占領

ですが日本軍によるビルマ占領は、陸の上だけで、実は占領当初から制空権がなかった。すなわちイギリス軍や中国軍がいつでも空爆を行える状態での占領だったことは触れておかねばなりません。イギリス軍は制空権をもっていたことで、ジャングルの山奥であっても次々と兵士のために必要な物資を投下することができました。日本軍はもともと兵站（戦闘を支援するための人や物資、医療などを担う）を軽視していたこともあり、食糧は少なく、兵は栄養失調と感染症にかかり、必要な医療材料も届かず、多くの兵が病気で亡くなっていったのです。

ビルマへの日赤救護班の派遣

南方最前線ビルマへの派遣

南方には17の陸軍病院が設けられましたが、ビルマには陸軍病院は設置されず、七つの兵站病院が設置されました。陸軍病院というのは、軍の医療施設のなかでは最後尾の施設ですから、それがないということはビルマが戦略上、前線に近い位置にあったことを意味しています。このビルマの兵站病院に4回に分けて16個の日赤の救護班が派遣されました。前線だからといって新進気鋭の救護班が選ばれたわけではありません。太平洋開戦当初に派遣された班はともかく、１９４４年（昭和19）年前後に派遣された班のなかには、ほとんどが卒業したばかりの新人看護婦で構成され、看護実践の経験をもつものが数名しかいないという班もありました。

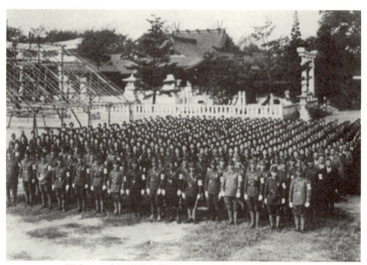

写真１　太平洋戦争開戦のため南方に向かう救護班

運命の分かれ道

写真１は太平洋戦争開戦時に南方に派遣された20個班が広島の護国神社に集まっているところです。ここからフィリピンやインドネシア、ジャワ、シンガポール、マレー、ベトナム、タイ、そしてビルマなどの派遣地へと出発していきました。

南方派遣の救護班は、輸送船で台湾の基隆（キールン）や昭南港（シンガポール）の陸軍病院で一旦勤務し、訓練を受けて、各地の病院に派遣されていきました。

救護班のなかには、タイやベトナム、シンガポールの立派な陸軍病院で、爆音などついぞ耳にすることなく、終戦まで落ち着いて活動を続けていた救護班もあれば、激戦地といわれるビルマやフィリピンに派遣され、日々、空爆の危険にさらされ、防空壕に傷病者を避難させながら、医療材料の乏しいなかで看護をし、自らも栄養失調や感染症に苦しみ、いのちからがら生き延びた救護班もありました。

ビルマに最初に派遣された班は、太平洋戦争開戦に応じて派遣された20個班のうちの3個班でした。なんと婦長がくじ引きをしてビルマ行きが決まったといいます。運命とでもいいましょうか。

海上輸送の危険と長期化する勤務

太平洋戦争の開戦後しばらくすると、海上では輸送船が次々と潜水艦に撃沈されるなど、危険な状態となりました。戦線を急に拡大したため防衛することができなかったのです。それでも日本軍は撤退の道は選びませんでした。病院船を減らし、輸送船に変えてまで、戦場に人と物資を送り込み続けました。患者も後送せず、健兵訓練所や前線に送りこむ方針としました。杖をついて歩ける看者、やっと歩行のできる状態になった患者を、部隊が迎えに来て前線の原隊へ復帰させました。看護婦も「看護婦さん、これで日本に帰れん」という患者の声を聞いたといいます。

1943（昭和18）年10月、ビルマ派遣の最後の8個班が日本を出発しましたが、同じ時期には海上が危険なため、病院船に勤務していた日赤の救護班も、陸上勤務に変更になりました。救護班の出発が見送られることはありませんでしたし、また派遣中の看護婦の帰還も認められませんでした。救護員の派遣期間はたいてい2年でしたが、最初に派遣された3個班は戦後も含めて4年近く、勤務を続けることになりました。

ビルマでの日赤の衛生支援

ビルマ占領直後

最初の3個班がビルマに到着したのは、日本軍がまだビルマ全土を制圧していない時期でした。看護婦の乗った輸送船は、周囲をぐるりと護衛船に囲まれ、戦勝国としての優越感をいだきつつ、ラングーン（現在のミャンマーの最大都市ヤンゴン）に入港しました。病院に到着した救護班は、兵隊から万歳三唱で迎えられました。

兵站病院はラングーンの大学とゼネラルホスピタルに設置されていました。激しい戦闘により電気や水道などのインフラが破壊されたままで、復旧が追いつかず、救護員宿舎での生活も不自由で、途中、立ち寄った南方の陸軍病院の建物の立派さや物資の豊富さと比べると雲泥の差であったといいます。

先にビルマでは日本側に制空権がなかったことをお話ししましたように、ラングーンでも病院が直接狙われることはありませんでしたが、空爆が続いていました。救護班は空爆後には兵隊とトラックに乗って、燃えているラングーン市街に救護に向かいました。敵味方なく救護するという赤十字の精神に則ってといいましょうか、あるいは穿《うが》った見方をするならば日本軍による医療宣撫《いりょうせんぶ》

（医療を通じて民間人の気持ちをなだめ、日本への協力を引き出す）の一翼を担って、看護婦は軍人だけでなく、軍属そして民間人の救護にあたったのです。
またビルマの王宮があった北部のマンダレーという地は戦いの最中であり、そこからは戦闘により傷ついた戦傷者が送られてきました。

血や膿で包帯はにじみその部面には金蠅がぞっとする程たかっている。いくら追って見ても限りなし包帯交換で覆ったガーゼを取り除けば何と目をそむけざるを得ない程のウジが肉に食いついている……一刻も早く取り除いてやりたい、ピンセットで1匹宛取り夢中で処置の上、病室へ収容した。（『日赤岐阜戦時救護の記録』）

3カ月ほどして日本軍がビルマ全土を制圧しました。ラングーン市街も落ち着いたため、救護班にも日曜日などの外出が許可されました。軍はビルマ北部のマンダレーに近い都市、メイミョウにも兵站病院を開設、ラングーンにいた救護班のうちひとつがメイミョウに派遣されました。

英印・中国軍による反撃

しばらく平穏な日々がありましたが、やがて連合軍による反撃がはじまります。1942（昭和17）年末からイギリス・インド軍（以下、英印軍とします）がビルマの西側にあるベンガル湾沿岸の都市アキャブ方面から、そして中国軍がビルマの東側の昆明、雲南方面から空爆を開始しました。さらに1943（昭和18）年2月からは英国空挺部隊がパラシュートでビルマ北部に潜入を開始、鉄道や橋梁を爆破、後方攪乱《こうほうかくらん》を行いました（第一次チンディット作戦）。

日本は1943（昭和18年）3月、ビルマ方面軍を新設して、兵力を増加させ対応しました。しかし戦いは激烈で、日本側にも収容能力を超える患者が多数発生したのです。先の3個班に加えて、あらたに5個の日赤救護班がビルマに派遣されました。この5個班は1942（昭和17）年11月にビルマに到着しました。

連合軍による空爆も激化していきました。赤十字の標章をつけた病院も容赦なく攻撃されるようになり、患者や衛生部員、そしてビルマ人の看護婦にも犠牲者が出るようになりました。

空爆の激化と救護活動

赤十字条約によれば、軍の衛生施設、衛生部員、そこに収容されている傷病者は保護される対象であり、それらへの攻撃は禁止されています。現在もそうです。しかしこの条約には、こんな規定もありました。もし赤十字の標章の正しい使用がなされなかった場合には、保護の対象とはならない……。

日本軍が、病院船に兵隊や兵器を乗せて輸送していたことはよく知られていますね。日本の病院船「ぶゑのすあいれす丸」は、それを理由に攻撃され、撃沈されました。それとともに、敵国の赤

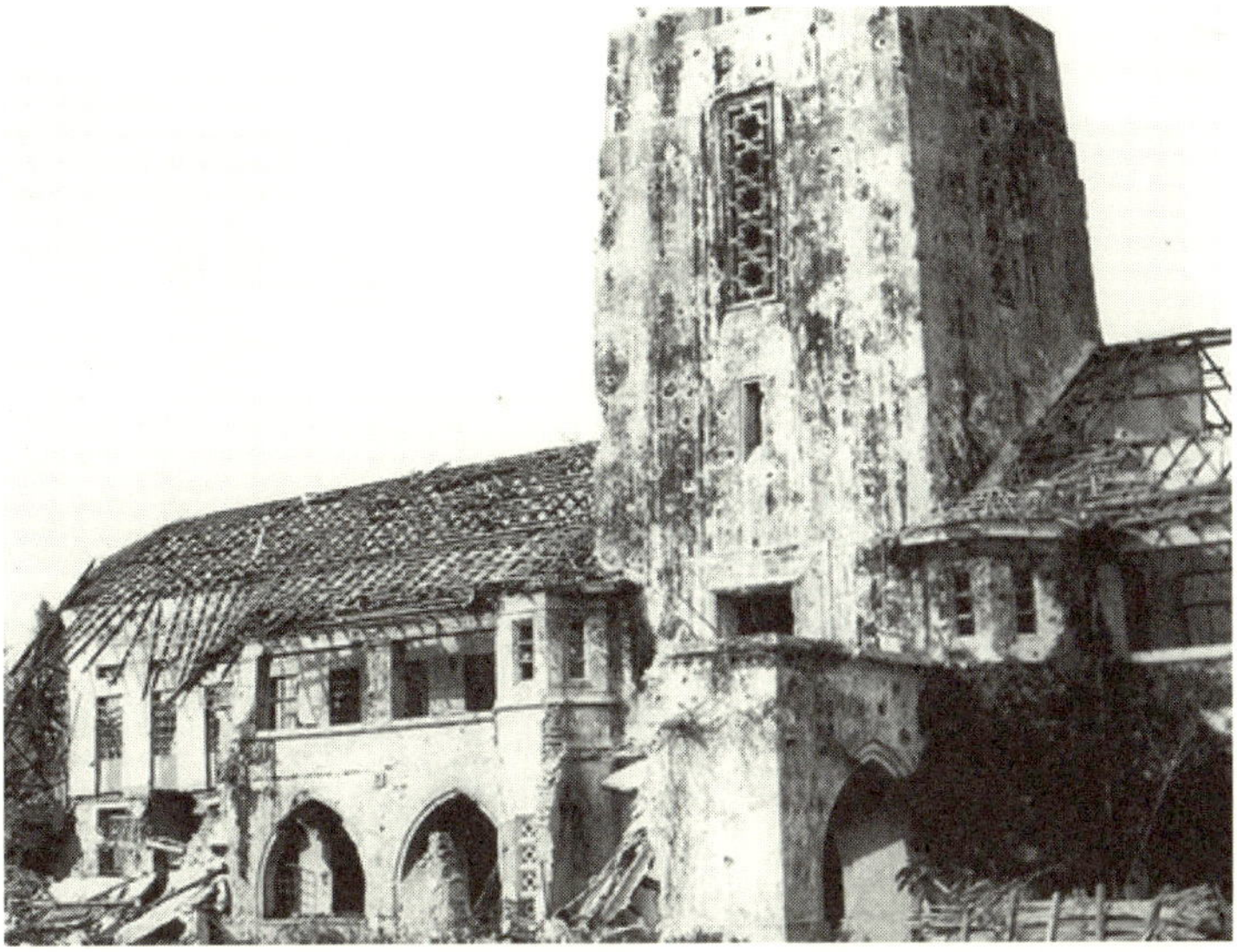

写真２　1945年ラングーン大学

十字条約違反を指摘することで、自国の攻撃の正当性を語るということも行われたのです。それは事実ではなく、憶測、あるいはでっちあげという場合もありました。日本も実は撃沈されていない病院船を撃沈されたと報道して、自国の攻撃の正当性を語ったことがありました。

英印軍は、ビルマで赤十字の標章をつけた日本の兵站病院を執拗《しつよう》に攻撃しました。傷病兵が銃器を携帯しているからという理由です。それどころか、ビルマでは赤十字の標章をつけていることで、むしろ狙われたという人もいます。そのことについてはさまざまな推測に基づく理由が述べられています。衛生部員は倒れている人を見つけると、その使命感からすぐに駆け寄ろうとする、だから頭が高くなってしまい、すぐに見つかり、狙撃された。あるいは衛生部員のように技術をもった人を育てるには、兵隊を訓練するよりも多くの時間がかかる、だから狙われた……など。このようにこの戦争では多くの赤十字条約の違反と、その事実があったかどうかは別としてそれを理由とした攻撃が行われたのでした。

写真2は1945年時点のラングーン大学の様子を写したものです。日本軍が兵站病院として使用していました。激しく損傷していますね。爆撃がいかにすさまじいものであったかを物語っています。

さて病院へのあからさまな攻撃が行われるようになると、日本軍はジャングルに病棟を点々と増設していきました。アンペラ病棟といわれるもので、竹を用いて骨組みをつくり、そこにアンペラという植物で屋根や壁をつくりました。このようにすることで、空爆から傷病兵のいのちを守ることはできましたが、患者があちらこちらに点在することになるわけですから、いたずらに看護婦の動線を伸ばし、看護を大変非効率なものにし、水汲みや洗濯などの雑用が増えていきました。

看護婦には3分以内の退避動作と、救急処置の指導がなされました。もうこの時点で、赤十字の救護は、安全な場所での後方支援といえるものではなくなっていました。

インパール作戦の失敗

みなさんはインパール作戦って知っていますか？　失敗する作戦の代名詞みたいなものでした。戦後70年以上を経て、この作戦の名前を初めて聞くという人も多くなりましたね。

この作戦は、とりあえずビルマを制圧したのはいいけれど、しばらくして西からは英印軍に、東からは中国軍に猛反撃を受け、広いビルマの地を防衛することにてこずった15軍の牟田口廉也中将が考えたもので、10万の兵で一気にインドのインパールを攻略することによって形勢逆転をねらうという計画でした。当初はあまりに無謀な計画であることから周囲に反対されたのですが、大本営は許可したのです。なぜ大本営が許可したかについては、戦史にゆずるとしましょう。

さて、インパール作戦では、兵隊たちは片道3週間分の食糧だけしかもたされず、制空権のないビルマとインドの国境を、川幅1000mのチンドウィン河を渡り、2000m級の山々が続くアラカン山脈を越えて、インパールに向かいました。作戦が長期化したときの補給の計画はなく、衛生に関しても病院施設の追加もなく、衛生材料も必要量の3分の2しか集積できていない状況で、患者を輸送する能力もないため、夜間チンドウィン河を筏で下る計画にしていました。そこにはなんとビルマの兵站病院に入院中の患者2500名が退院させられ、動員されました。10%の再入院を見込んでの動員です。

結局、インパール作戦は英印軍の反撃を受けて失敗に終わり、7月に中止されました。撤退路にはなんの補給もなく、雨季に入ったこともあり、体力を消耗しきった部隊の撤退行動は惨憺たるものとなりました。大まかな数字ですが、インパール作戦に参加した10万の兵のうち、3万が死亡、後送が必要な患者は約2万、残存兵力約5万の半分は病人でした。

ジャングルの中を、栄養失調と感染症に苦しみながらの撤退です。兵隊はつぎつぎと行き倒れ、歩けなくなると茂みに隠れ、手榴弾により自決しました。死体が累々と続く撤退路は、白骨街道と呼ばれました。チンドウィン河を渡る際にも大勢の人が濁流に流されて行方不明になりました。
以下では、インパール作戦の衛生支援のために送られた8個班の中の和歌山班に焦点をあててみていきたいと思います。

和歌山班の悲劇

インパール作戦の傷病者の看護

和歌山班は、インパール作戦のときは、ビルマの首都ラングーンの近くのローガ分院というところで勤務していました。インパール作戦の前線からは遠くはなれた後方です。それでもしばらくすると、外傷や感染症、栄養失調の患者が、これが日本兵かと思うようなみじめな格好で大勢後送されてきました。衣類もつけていたり、いなかったり、よれよれボロボロの状態でした。

髪も髭も伸び放題、土色の骸骨のような顔をし、意識朦朧《いしきもうろう》として褌《ふんどし》ひとつで毛布にくるまって来る担送患者もいた。（元日赤従軍看護婦の会『日本赤十字従軍看護婦　戦場に捧げた青春』、1985年）

下痢、マラリア、外傷のすべてで医薬品が不足するようになった……傷口にはウジ虫が這いまわり、赤痢用のエメチンも高級将校に使用する量しかなかった。（永田龍太郎『紅染めし　従軍看護婦の手記』永田書房、1977年）

空爆を避けるために、大勢の患者が夜間に車で運び込まれてくるため、夜勤担当者は防空壕に患者を収容、翌朝は病床日誌の整理をして申し送る勤務が続いた。看護婦8名で400名の患者を看護していた。（元日赤従軍看護婦の会『日本赤十字従軍看護婦　戦場に捧げた青春』、1985年）

昼はこれらの壕に重症患者を運び込み、ひとり歩きのできる軽症患者は病院勤務者がつきそって、病院敷地から遠く離れた森や沢、丘の裏側の通り沿いにある自然洞窟に退避させる毎日が繰り返された。（橋本武彦著『累骨の谷―ビルマ兵站病院壊滅記―』旺史社、1979年）

インパール作戦失敗以降、赤十字章を表示した兵站病院への攻撃も激しさを増ました。それまではロッキードやハリケーンなどの戦闘機による機銃掃射が主でしたが、やがてB25爆撃機による爆撃へと変わってゆき、爆弾も大型爆弾のほかに兵員の殺傷を主な目的とする、強力な人馬殺傷用榴《りゅう》散弾《さんだん》、焼夷弾攻撃へとエスカレートしていきました。人馬殺傷用榴散弾は地上に広範囲の断片をまきちらして犠牲者の数を増しました。ロケット砲弾は水平に撃ち込まれるので、洞窟も危険になりました。

場所によっては、爆撃により患者100名が一気に土くれのように吹き飛んだといいます。看護婦は朝、患者に弁当をもたせて防空壕に入れ、昼は動けず、夜になって病院に収容し、食事を与えました。看護どころではありませんでした。赤十字の標章をつけていても何の意味もありませんでした。誰もが赤十字の標章によって保護されるという可能性を信じられなくなっていました。

撤退してくる兵站病院の支援のため前線に

インパール作戦に参加した兵站病院は、敗軍の負傷者を支援しながら、徐々に後方に下がってきていました。衛生部隊の系統そのものも混乱を生じていました。通常、軍の規定のなかでは、野戦病院、兵站病院、陸軍病院の順で後方の衛生施設となりますが、兵站病院が野戦病院よりも前線の位置に設置され、その後方にある野戦病院から患者が兵站病院に送られていました。

そうこうしているうちに、英印軍、中国軍はインパールで敗退した日本軍を追尾するようにして後方の兵站病院に迫り、ビルマ全土の奪還に向け、総攻撃の準備を整えていました。そんな折、和歌山班にローガ分院よりもさらに前線のパウンデーというところの兵站病院に配属する命令がくだります。敵の侵攻直前に前線に送られたのです。

安全な後方で勤務するはずの日赤の救護班に対して、そんな命令があってよいのかと思うかもしれません。でもまだまだ戦闘地域からはいのちからがら何とか兵站病院まで辿りつこうと頑張っている兵隊たちがいて、そのなかには助けを求めている患者がたくさんいたのです。司令部もそれほど急に敵が侵攻してくるとは思っていなかったのかもしれません。あるいは危険だとは承知しながらも日赤救護班の手を借りたかったのかもしれません。

写真3は、和歌山班が出発するときの写真です。このあとに悲劇が待っているとは誰も思わなかったことでしょう。

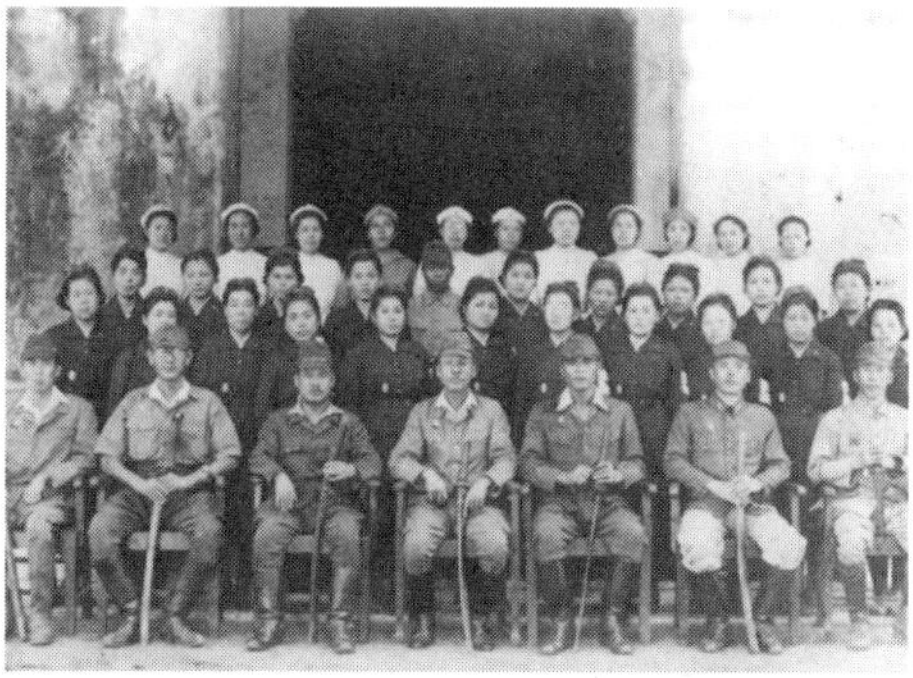

写真3　パウンデーに出発する和歌山班

連合軍によるビルマ奪還と司令部の突然の撤退

さてビルマ奪還に向けた連合軍の総攻撃は、1945（昭和20）年2月26日メイクテーラの戦いで火ぶたが切って落とされました。戦車を含む2000輌の部隊が乗り込んできました。ここにあった兵站病院は、病院長はじめ軽症患者が武器をもち、戦車を食い止めるべく肉弾戦を試み、玉砕しました。

衛生部員はジュネーブ条約では局外中立の立場であるはずなのに、武器を取って徹底抗戦し、死ぬまで戦った。これが撤退する道が用意されていない戦争の実態でした。

実は、ここにあった兵站病院にも和歌山とは別の日赤救護班が配属されており、敵の突入2時間前に重症患者とぎりぎり脱出し、いのち拾いをしています。

3月27日には日本がイギリスからの独立を支援していたビルマ国民軍1万1000人が離反しました。日本軍は英印軍、中国軍だけでなく、ビルマの反乱軍からも攻撃を受ける対象になってしまいました。4月22日にはラングーンの少し手前のトングーという都市も陥落します。ここの兵站病院に配属されていた愛媛班は、敵の突入1日前に重症患者とラングーンに向かいますが、途中で軍医一行とはぐれ、ラングーン方向は危険と知り、軍命違反を覚悟でタイ国境に近いモールメンに撤退します。

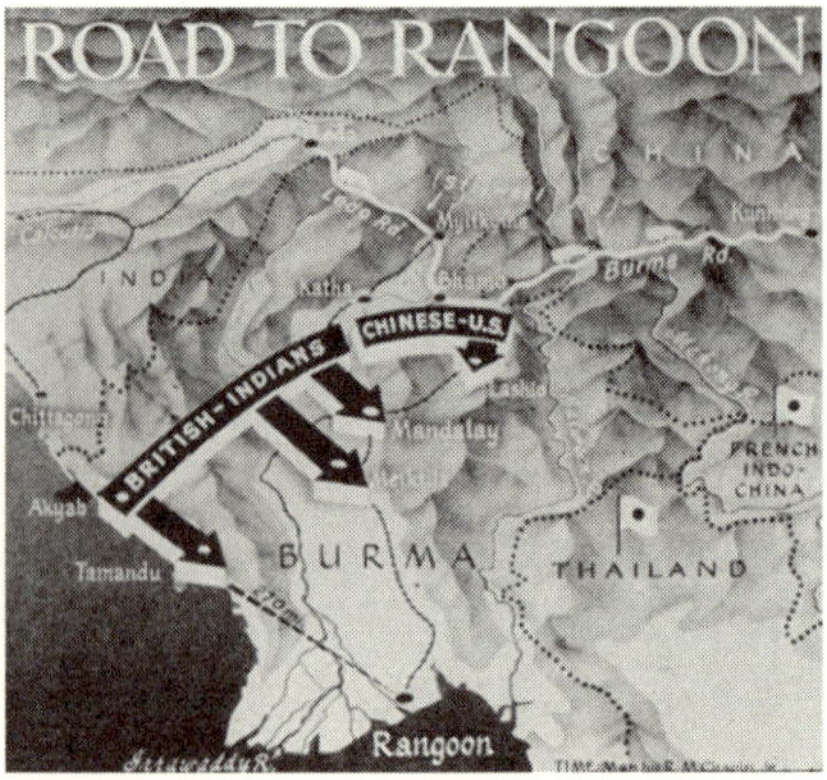

資料1　ラングーン攻撃を予告する連合軍のビラ

そして敵の侵攻を目前とした4月23日、ラングーンにあった方面軍司令部が突如としてモールメンに撤退しました。ビルマ全体の戦闘の指揮をしていた中枢の人たちが、取り残された部隊、軍属、邦人、大使館などへの指示もまったくないままに、逃げてしまったのです。これは命令がなければ動けない軍隊にとっては大変なことでした。

ビルマ反乱軍の兵士たちが、兵器を収めている倉庫を襲い、街中で乱射するなど、ラングーンは大混乱に陥りました。敵と交戦しながら撤退しつつあった部隊の志気は当然のことながら大きく下

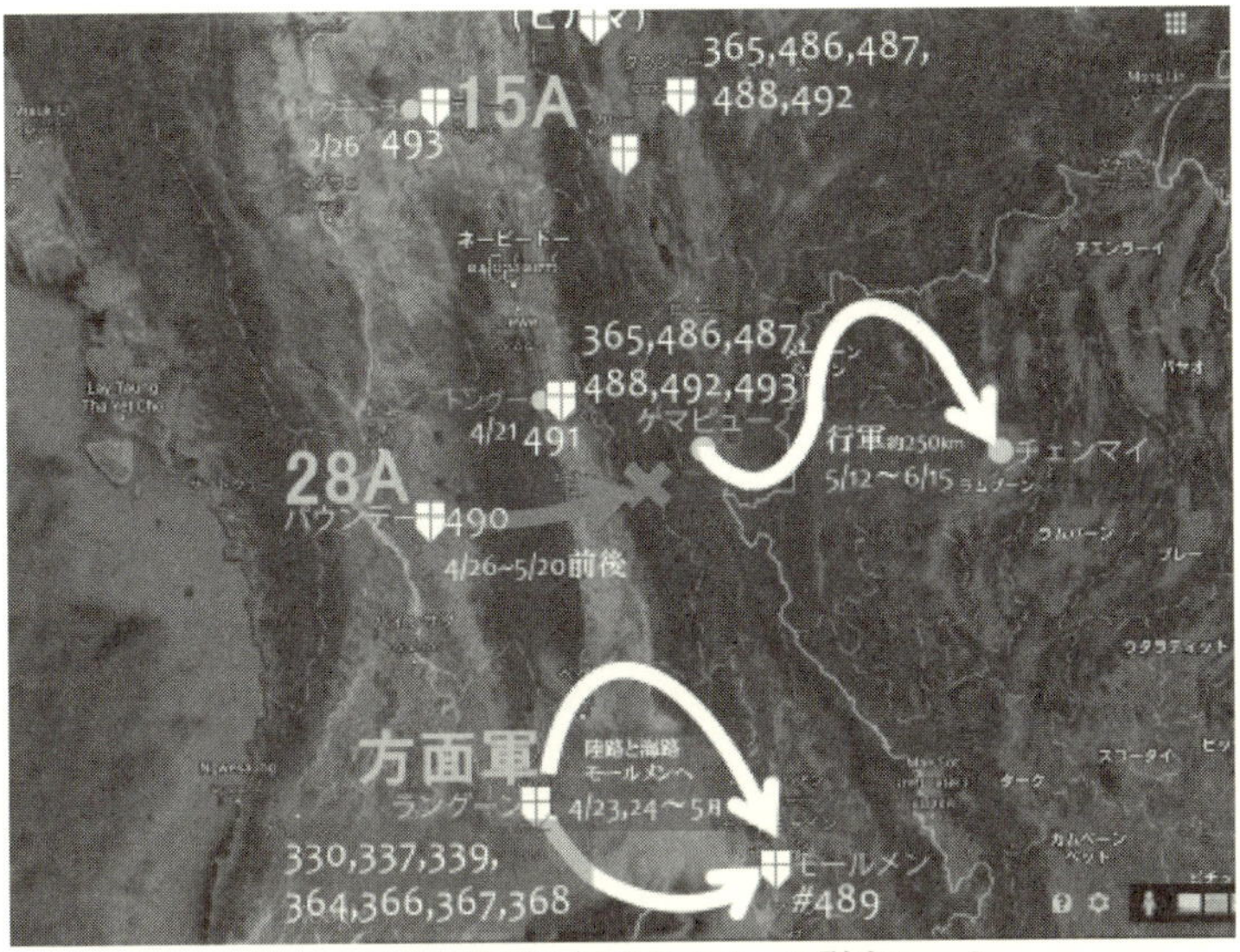

図２　日赤救護班16個班のタイへの脱出ルート
３桁の数字は救護班の番号。白い矢印が救護班の脱出ルートである。
×は和歌山班遭難場所である。

がりました。そして敵中に取り残され、撤退する道を失ってしまったのが28軍であり、その兵站病院で衛生支援をしていた和歌山班でした。

敵中にとり残された衛生部隊の動揺と撤退行動

４月23日に方面軍の司令部が撤退したという知らせが届くと、和歌山班の所属する兵站病院内では動揺が広がりました。毎夜、収容しきれないほどの重症患者が後送されてきており、あわせて医薬品が極度に不足していました。病院に対する空からの攻撃もあからさまに行われていました。

和歌山班以外の救護班は、それぞれ図２にありますように、ラングーンからモールメンに抜けるルート、そしてケマピューからタイのチェンマイに抜けるルートの二つを通って、ビルマから脱出しました。後者は伊豆半島の突端から日本海に抜けるのと同じくらいの標高、距離があり、和歌山班は後者のルートに合流すべく、パウンデーからケマピューに向かったのです。

和歌山班に撤退命令が出たのは4月26日。すでに撤退路までの道には敵が立ちふさがっており、敵中を突破しなければたどり着くことができません。部隊では看護婦は足手まといであるから銃殺にしてしまうかと協議されましたが、和歌山班の書記が部隊長に「赤十字班は赤十字旗を立てていけば、敵中でも安全に行進できるもの。今後は部隊の世話にはなりますまい。自分達だけで団結していきます」と申し出たことで、部隊が保護するという約束のもとに救護班を軍に同行させることにしたのでした。

27日、いよいよ出発です。救護班には、「荷物まとめろ」「頭は三角巾《きん》」「制服は着るな」と指示されました。救護班の23名は開襟シャツにもんぺ姿で、胸に小さなブローチをつけ、赤十字の身分を隠したまま、隣国タイに向かって歩きはじめました。部隊は、男性の足でもほとんど走っているかのようなスピードで進みましたので、女性である看護婦には、ついていくのさえやっとでした。赤痢に罹っていた看護婦も1名いました。その看護婦を両脇に抱えながらの逃避行です。

ペグー山脈は標高600メートルほどでしたが、ほとんど道がなく、そこを抜けるのに半月ほどかかりました。救護員は食べ物も水もなく、1週間ぐらいは食べず、昼は隠れて寝て、夜に移動しました。死んだ兵隊を乗り越えて、逃げました。5月9日に看護婦1名が病死しました。赤痢でした。みなで支えながらなんとか連れて来たのですが、とうとう亡くなってしまいました。

5月19日、ビルマ中南部のウェドン村に到着しました。つかの間の休息、米を炊く準備をしていたら、「看護婦は裏へ逃げよ！」と誰かが叫びました。その瞬間、銃声が聞こえました。「日赤は死んではいかん！」「山の向こうに友軍がいる」「離れてバラバラで行け！」という声がして、救護員はそれぞれ夢中で葦《あし》原に走り込み、胸まで水につかりながら逃げました。葦の葉で切れて両腕は血まみれ、足の裏も切れました。このとき看護婦2名、書記、使丁各1名がいのちを落としました。

逃れた看護婦は18名です。ばらばらになってしまい三つのグループに分かれました。そのうち8名は東へ進みシッタン河に突き当たりました。怒濤《どとう》の濁流であり、川幅500メートル以上で、対岸ははるか遠くにかすんでいました。8名は一緒に飛び込み、必死で泳ぎましたが、そこで看護婦2名が行方不明になってしまいました。4名は親切なビルマ人に船に乗せてもらい対岸に渡ることができました。残りの6名はシッタン河を泳いで渡る途中、ビルマ人の船に救助され、親切にもてなされましたが、翌朝、銃をつきつけられ、イギリス軍に引き渡されました。

看護婦6名と4名は合流し、2日かけて山を越え、シッタン河の東、中南部山中のチョロ村に着きました。さらに侵入者を知らせる敵軍の合図とともに、銃声が続きました。四方から敵兵がだんだんと近づき、銃口が向けられているのを感じます。「みんな、自決しましょう。捕虜になったらいけません」婦長はそう言うと、ベルトを外して自分の首に巻き、看護婦たちも倣《なら》いました。

「死ぬのはいつでも死ねる。生きるだけ生きるんや」。兵士のひとりが諭《さと》すように言いました。みんな一斉に走って逃げました。ピュー、ピューと音を立てて銃弾が飛び交います。婦長は「天皇陛下万歳」と叫んで絶命、6名がいのちを落としました。3名が重傷、ひとりは別のところで拘束されました。

23名中、生き残ったのはわずか10名。ラングーン捕虜収容所へ看護婦として派遣された2名の看護婦は自殺、再び日本の地を踏んだのは8名でした。赤十字の救護員であることを隠して行動したことも被害を大きくした要因のひとつでした。傷ついて捕われた看護婦は、ビルマ反乱軍の兵士から赤十字とわかっていたら攻撃しなかったとの弁明を聞いたのでした。

和歌山班はなぜ敵中突破を試みたのか

ジュネーブ条約による保護の規定

先にジュネーブ条約には、重症患者と救護班を留置して、敵の手に委ねるという規定があったとお話ししました。陸軍の衛生部隊の活動について定めた規則のなかには赤十字条約のことが触れられています。この敵の手に委ねるという規定について、1907（明治40）年10月改正の野外勤務令（軍令陸第10号）には、「もし退却にあたりやむを得ざる場合においては必要なる衛生人員は病者及び傷者とともに残留し治那伯（ジュネーブ）条約の保護に頼らしむべし」（第307項）と定められていました。これに則って行動するとすれば、重傷者、衛生部隊、そして赤十字の救護班についても、撤退が難しい状況であえて撤退しようとせず、その場に残って敵の衛生部隊に保護してもらうという選択もあったわけです。

しかしこの規定は1914（大正3）年の改正で削除されます。そしてまた1924（大正13）年に復活したのですが、1940（昭和15）年の作戦要務令では「死傷者は万難《ばんなん》を排し敵手に委ねざる如く勉むるを要す」とされたのです。「万難を排し」とは、なにがなんでもという意味です。なんとしてでも敵の手に委ねてはならない……。

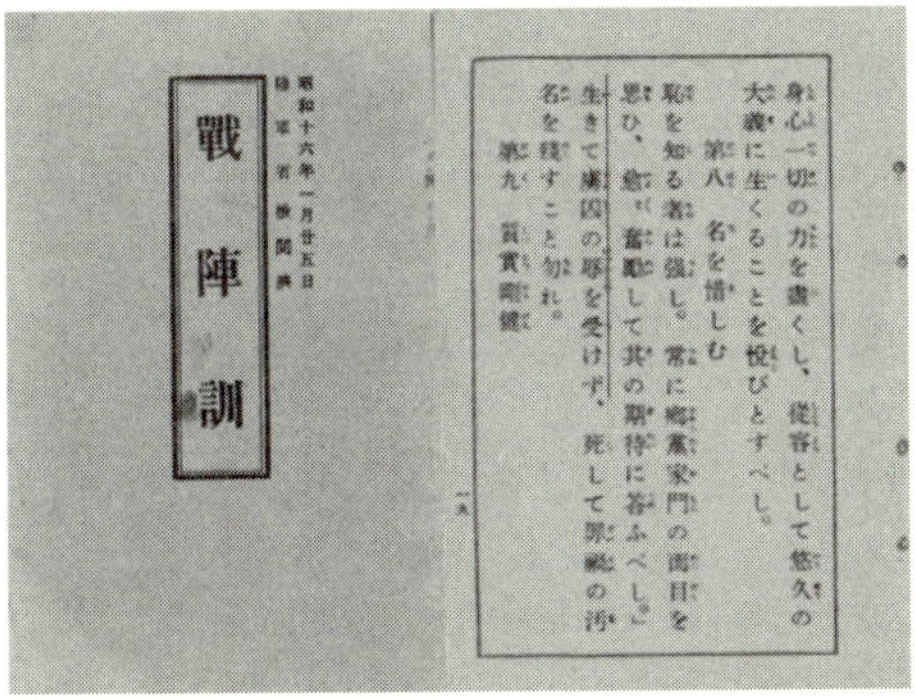
戰陣訓

昭和十六年一月廿五日
陸軍省檢閲濟

身心一切の力を盡くし、從容として悠久の大義に生くることを悦びとすべし。

第八　名を惜しむ

恥を知る者は強し。常に郷黨家門の面目を思ひ、愈々奮勵して其の期待に答ふべし。生きて虜囚の辱を受けず、死して罪禍の汚名を殘すこと勿れ。

第九　質實剛健

資料2　戦陣訓（国立国会図書館蔵）

生きて虜囚の辱めを受けず

「生きて虜囚の辱めを受けず」という言葉を知っていますか？　軍人としての心構えを記した戦陣訓の一節です（資料2）。敵国の捕虜になるくらいなら死んで自らの始末をつけなさいと教えています。

少し遡りますと、日清・日露戦争では、日本は文明国として国際社会のなかで認められるよう、赤十字条約を守ろうと努力しました。もともと捕虜になることを恥ずかしいと思う文化は日本にあったようですが、それとは別に日露戦争では敵国の捕虜を適切に遇した。しかし日露戦争に勝利したあと、日本は赤十字のような国際的な水準ではなく、日本独自の価値を志向するようになりました。これを国粋主義といいます。

そのひとつが捕虜に対する考え方でした。ひるむことなく戦いに立ち向かい、全力を尽して戦い、負けたなら、潔く自死する、それが美徳だと教え込まれたのです。人々を戦争から逃れる途を防ぐだけでなく、人が自らのいのちを軽く扱うことにもつながりました。

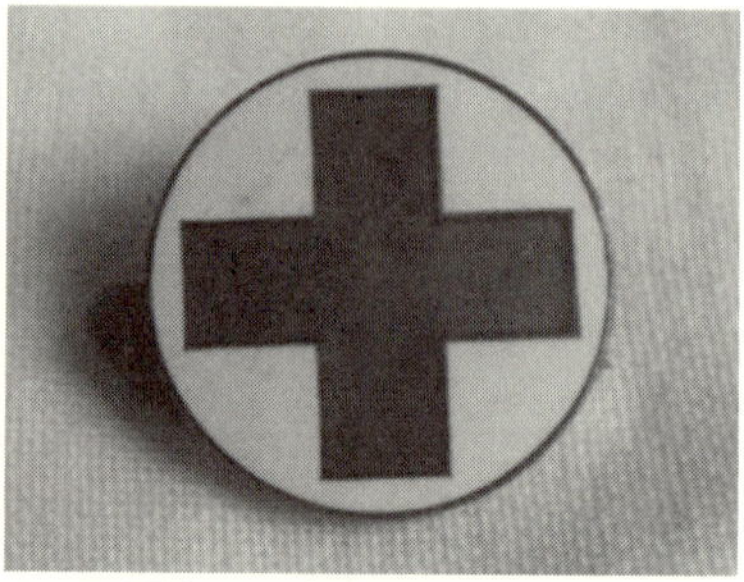
写真４　赤十字のブローチ

インパールに派遣された日本兵は、歩けなくなると木陰に隠れて、次々とあっけなく自決したといいます。そして兵站病院では撤退時、連れていくことのできない重症患者は味方の衛生兵により毒殺されました。

この論理は保護されるべき対象である衛生部隊や赤十字の救護班にも適用されました。徹底抗戦を命じられた衛生部員は、あってはならないことですが武器をとって戦い、玉砕していきました。敵味方なく人のいのちを救うとうたう赤十字の救護班に対してまで、軍は敵を殺すことを想定した竹やり訓練を行い、遺髪や爪を残すよう命じ、天皇陛下万歳を三唱するという死に際の作法を指導、そして自決のための手榴弾の訓練や青酸カリを配布したのです。

捕虜となることを許さない戦争の悲惨

敵に囲まれてしまった和歌山班を含め、ビルマに派遣された救護班はすべて重症患者を連れて撤退を試み、結局は連れていけなくなった重症患者を部隊に任せて逃げました。重症患者は衛生兵により毒殺されたといいます。ジャングルのなかを逃げる中で、歩けなくなった兵隊から、「看護婦さん助けて、連れて行ってください」と懇願されました。しかし「頑張って、歩きなさい」と声をかけるのが看護婦にできる精いっぱいのことでした。看護婦は努力はしましたが、十分な看護は行えず、ビルマでは多くの傷病者が適切な医療を受けられず亡くなっていきました。助けを求める人たちを見捨てていくしかなかった。この体験は帰国した後も、看護婦たちにとって辛い体験となっています。

和歌山班については、せめて赤十字の標章をわかるように身に付けていれば助かった可能性はなかったのかとも考えたくなりますね。しかし助かったかどうかはわかりません。傷病者やその治療看護を行う衛生部隊や衛生施設の保護を定めた赤十字条約は、敵国であった英印軍においても、そして日本軍においても守られてはいなかった。そして衛生部隊も救護班も、赤十字の標章をつけた病院が毎日のように爆撃されるなか、患者や自らが保護される対象として扱われる可能性を信じられなくなっていた。逃避行中に狙撃され、敵国に保護された救護員は、赤十字の標章を示していれば撃たなかったと弁明されましたが、赤十字の旗を立てていたからといって助かったかどうかは誰にもわかりません。
先の戦争で失われてしまった赤十字という人道のルールとしての実効性と信頼を取り戻すこと、それは現代の私たちにとって課題であり続けているのです。

参考文献

永田龍太郎『紅染めし　従軍看護婦の手記』永田書房、1977年
陸軍軍医団『戦時衛生勤務便覧』日本赤十字看護大学所蔵、1931年
日赤岐阜戦時救護の記録編集委員会『日赤岐阜戦時救護の記録』日本赤十字社岐阜県支部、1982年
陸上自衛隊衛生学校編『大東亜戦争陸軍衛生史一陸軍衛生概史』陸上自衛隊衛生学校、1971年
元日赤従軍看護婦の会『日本赤十字従軍看護婦　戦場に捧げた青春』、1985年
宮部一三編『白衣の天使』叢文社、1982年
日赤石川従軍看護婦の記録編纂委員会『日赤石川従軍看護婦の記録』日本赤十字社石川県支部、1974年
橋本武彦『累骨の谷―ビルマ兵站病院壊滅記―』旺史社、1979年
日本赤十字社熊本県支部『死線を越えて――救護看護婦の手記』、1979年
澤村栄美編述『日赤応召回想録第3編敗戦ビルマでの一日赤救護班その快勤と遭難　看護婦手記により』、1957年
救護看護婦従軍記録編集委員会『真白に細き手をのべて』日本赤十字社佐賀県支部、1996年
日本赤十字社看護婦同方会広島支部『日本赤十字社広島県支部戦時救護班史鎮魂の譜』、1971年

「作戦要務令１９４０（昭和15）年」国立国会図書館蔵
喜多義人『日本軍による戦争犯罪の原因に関する一考察――太平洋戦争における捕虜の違法な取り扱いの観点から』
日本法学、１９９８年
「第４８９救護班業務報告書」日本赤十字社所蔵
川原由佳里「ビルマ敗退戦と赤十字の看護」日本医史学雑誌、２０１５年

第6章

日赤看護婦、本土空襲下の救護

山崎裕二

注目されてこなかった本土空襲下の日赤看護婦

浅草橋高等学校の生徒の皆さん、こんにちは。今日は特別授業「戦争と看護のリアル」の講師としてお招きいただきありがとうございます。授業のご依頼を受けた時、何の話をしようかあれこれ考えたのですが、こちらの高校が東京大空襲（1945年3月10日）の被災地に位置していることや、看護医療コースがあって看護職を志望している生徒さんが多いとお聞きしたので、太平洋戦争末期の本土空襲下における看護婦の体験についてお話しすることにしました。今日は看護婦の中でも私たちが長年研究してきた日本赤十字社（日赤）の看護婦を中心に、その体験をたくさん紹介したいと思います。

皆さんの中には日赤看護婦に関する書籍を読んだりテレビ番組をみたりした人がいるのではないでしょうか。それらは国外（外地）の戦地に派遣された、いわゆる従軍看護婦の話が多かったと思います。当時、日赤看護婦は、正式には日本赤十字社救護看護婦と呼ばれたのですが、戦地の満洲、中国（華北・華中・華南）、南方（東南アジア、南太平洋）のほか、傷病兵を国内（内地）に護送する病院船、そして内地の陸海軍病院や軍医学校などに派遣されました。各地に派遣された救護班（1班は看護婦20名前後で編成）の数は、内地が1831と一番多く、外地1366、病院船307の順となっています。

この数字の割に内地の日赤看護婦のことは一般の人にはあまり知られていません。日赤の本社・支部・病院の記念誌などには、戦地だけでなく内地の救護活動に従事した看護婦を書いたものもありますが、それらを一般の人が読む機会は限られています。また、広島・長崎の原爆に比較して本土空襲が取り上げられることは少ないと思います。しかし、内地の看護婦を抜きにして「戦争と看護のリアル」について理解することはできません。

表１　点呼召集された日赤看護婦の職業別人数（本部・支部の合計）

	公官吏	教員	医業	看護業	産婆業	会社員	商業	農業	工業	無職	その他
看護婦長	2	1	2	82	18	2	6	2	1	67	4
看護婦	26	14	6	1852	263	17	75	61	4	1905	56

（日赤機関誌『博愛』第583号、1935年10月）

ではさっそく話を始めましょう。私の話が終わった後、皆さんとの質疑応答の時間をとりますので、感想や意見を聞かせてください。

国内の日赤看護婦の勤務先

日赤看護婦は、東京の日赤本社（本部）や各都道府県支部の看護婦養成所を卒業した後、赤十字病院や外勤部（訪問看護）、日赤以外の病院などに勤務しましたが、結婚や出産、介護といった女性特有のライフイベントのため離職した人も多かったのです。日赤看護婦は、養成所卒業後12年間は戦時救護などへの応召義務があり、３年ごとに点呼召集を受けました。その点呼召集時、氏名、住所、勤務先などの調査と簡単な研修がありました。最後の点呼召集は１９３５（昭和10）年に実施されました（表1）。この表から、看護婦や産婆（助産婦）のほか、商業、農業、公官吏（公務員）、教員などの多様な職業についていたことがわかります。一番人数の多い無職には子育て中の主婦が多く含まれていました。ですから戦争が激しくなり、看護婦がたくさん必要になると、養育中の乳幼児を家族に託して、戦地や内地に出発した看護婦も出てきました。

最後の点呼召集が実施された1935年は、満洲事変（1931＝昭和6年）の4年後ですが、まだ日中戦争（1937年〜）は始まっていないので、それほど多くの救護班は派遣されていません。この2年後に、救護班の大量動員、つまり日赤看護婦の大量召集が始まったわけで、この表にカウントされた日赤看護婦に「戦時召集状」が届き始めました。日中戦争の開始後、中国での戦線拡大、太平洋戦争の開始とともに召集される看護婦が増大していきました。日赤が、従来の3年課程の救護看護婦を甲種救護看護婦とし、短期2年課程の乙種救護看護婦を追加し、さらに既に看護婦資格を持つ人に研修を行い臨時看護婦として採用したのは、戦地・内地を問わず看護婦の需要拡大（それは日本人傷病兵の増大を意味します）に対応した結果でした。

戦時中、内地の日赤看護婦は、①召集を受けて内地の陸海軍病院などに派遣された救護班の看護婦、②召集されずに赤十字病院などで働いていた看護婦、に分類できます。①の日赤看護婦の配属先は第3章の表3（77頁）のとおりです。このデータは日中戦争が開始された1937（昭和12）年から終戦2年後までのものです。この表から、1944（昭和19）年からの戦局悪化により、外地への救護班派遣は海上輸送が危険となったため、国内の陸海軍病院などに派遣された救護班が増えていることがわかります。また、内地への空襲の本格的開始により傷病兵が激増したこともわかります。空襲が始まった当初、攻撃対象になったのは飛行場や軍港などの軍事施設なので、当然兵士の犠牲者が増えたのです。

空襲下、配属先での救護活動

初めて本土が空襲されたのは、１９４２（昭和17）年4月18日の東京、名古屋、神戸などへの米軍機による爆撃でした。その後、サイパン陥落後の１９４４（昭和19）年11月以降、本土の主要都市はＢ29爆撃機（写真１）による焼夷弾を用いた絨毯《じゅうたん》爆撃（無差別爆撃）の被害を受けるようになりました（表２）。

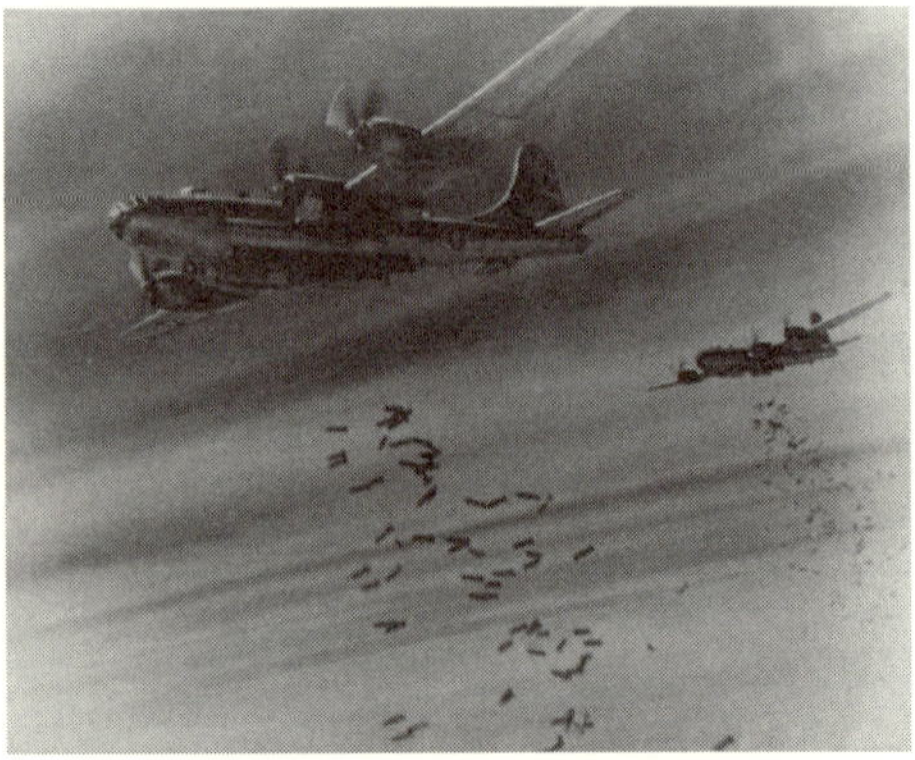

写真１　B29による焼夷弾投下
（Truman Library HPより、Public Domain）

以下、主な空襲における赤十字病院やその他の病院、日赤救護班が派遣されていた陸海軍病院での看護婦の活動について紹介します（［　］は著者による補足）。

東京大空襲（１９４５年3月10日下町、4月13日北部、4月15日南部、5月24日山手）

戦前、都内にある赤十字病院は日赤中央病院（渋谷区）だけでした。１９４５（昭和20）年5月24日の山手空襲では院内に焼夷弾が落ち、直撃された伝染病棟と細菌研究室が焼失しましたが、手早

表2　本土の主要空襲一覧

年	月	空襲日・都市名
1944	11	24日・東京
1945	2	16日・東京
	3	10日・東京（下町）、11－12日・名古屋、13－14日・大阪、17日・神戸、19日・名古屋
	4	13日・東京（北部）、15日・東京（南部）、15－16日・横浜・川崎
	5	10日・徳山、17日・名古屋、24日・東京（山手）・横浜、29日・横浜
	6	1日・大阪、5日・神戸、7日・大阪、15日・大阪・尼崎、17日・鹿児島、18日・浜松、19日・福岡、19－20日・静岡、22日・各務原、29日・佐世保・岡山
	7	1日・熊本・呉、3日・姫路、4日・高松・徳島・高知、8日・千葉、9日・和歌山、10日・仙台、14－15日・北海道、16日・大分、24日・呉軍港、26日・松山、28日・青森・米子、29日・浜松艦砲射撃
	8	1日・水戸・八王子・長岡、2日・富山、5日・前橋・高崎・佐賀・垂水、6日・広島原爆、9日・長崎原爆

（平塚柾緒編著、『日本空襲の全貌』洋泉社、2015年により作成）

い防火活動により病院の大部分は焼失を免れています。日頃の防空演習の成果もあり（写真2）、幸い1名の負傷者も出なかったそうです。[1]

東京近郊の大宮赤十字病院（埼玉県）では、看護婦の大部分が召集され、病棟には責任者の看護婦が1名位で、あとは看護婦生徒が入学と同時に患者の看護を任されていました。直接に空襲の被害を受けたことはなかったものの、病院上空に敵機が飛来し機銃掃射を受けたことがありました。日に何回も空襲警報があり、始めのうちは患者を看護婦が掘った防空壕や近くの山林に避難させましたが、何かの陰に隠れて戦闘機の通過を待つなど、徐々に避難の手際もよくなったといいます。[2]

三楽病院（千代田区）は、3月の大空襲

で看護婦寄宿舎に焼夷弾が落とされたため、看護婦は懸命に消火活動を行いましたが、消火を断念し着のみ着のままで病院へ引きあげました。翌朝、病院には傷病者が長蛇の列を作って押し寄せ、歩けない者はトラックで運ばれて来ました。看護婦は寝る暇もなく、治療の介助に当りました。長島さわ看護婦は当時を次のように回想しています。

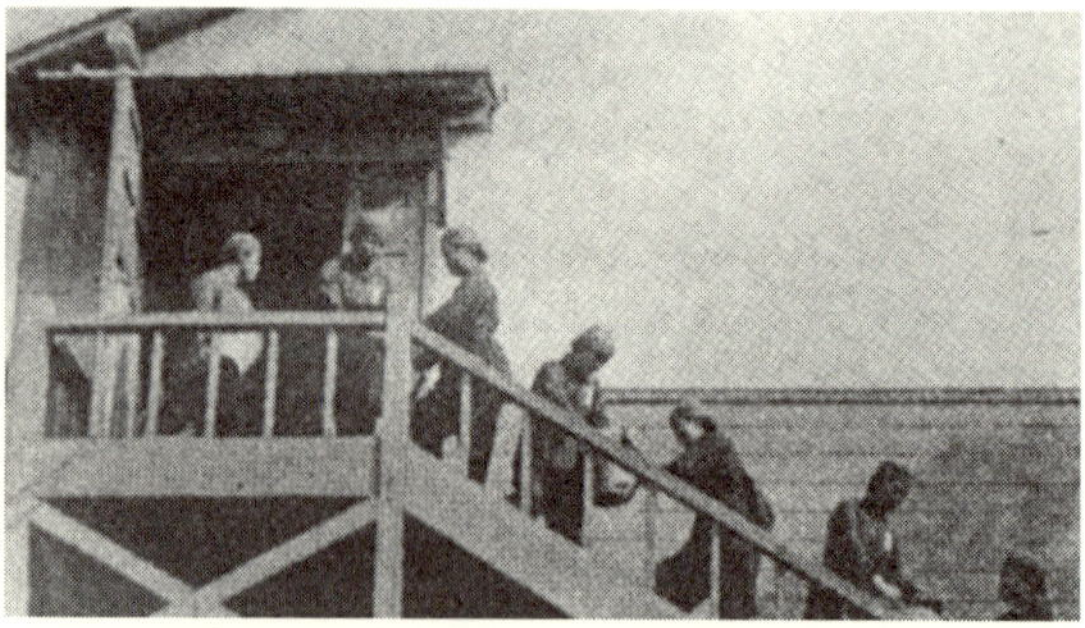

写真2　日赤中央病院での看護婦防空演習
（日赤医療センター『百年の歩み』より）

当院も戦災による患者が次々と運びこまれ、ベッドとベッドの間の床の上や、講堂に至るまで収容せざるを得なくなり、全く足の踏場もなかった。私共勤務者もいつ敵機に襲われるかも知れない空の下で白いユニホームを国防色のモンペ姿にかえ、そのときどきの情報により、地下室へ歩行で又は担架を担って避難した。〔略〕

衛生材料、薬品をはじめ患者の処置に必要な物資は乏しく、よれよれになるまで再生して利用した。手術のための消毒に必要な燃料にもことかき、木片や紙屑を集めて器械を消毒した。手術のさなかにも空襲のために中止となり、その翌日その苦労を繰返すという日々がつづいた。[3]

聖路加国際病院（中央区）では、3月10日の下町大空襲の場所に近いこともあり、次のような救護活動を行っています。

当院防護団、興健女子専門学校［聖路加女子専門学校が戦時中に変更をよぎなくされた校名］報国隊が防火活動に出動した。防火活動のさなか、続々搬入されてくる負傷者を敏速に応急処置し、治療にあたった。当日取り扱った被災患者は1000名余、入院した者150名、2階ロビー、地下室、女子専門学校の体育館、廊下に至るまで臨時病床を設けて患者を収容、治療した。患者は火傷しており、なかには化膿して悪臭を放つ者もおり、痛みをこらえて呻吟《しんぎん》［苦しみうめく］する様子は凄惨《せいさん》なものであった。しかし、医療を施したくても医療品は底をつき、火傷した患者への薬もなく、ただ新聞紙を焼いた粉を傷口にふりかけるのが精一杯であった。[4]

このような状況下でも、橋本院長は人びとの疾病の予防に目を向け、前田、原田両保健婦と学生を連れ、焼野原の東京の町を巡回して電気部職員の園田さんの吹くトランペットで、防空壕の中にいる人びとを呼び出し、伝染病の予防の話をし、衛生的な生活をするように説いて回った。[5]

東京都立養育院（板橋区）は、4月13日の北部大空襲により施設の大半を焼失しました。炎上する病院から決死の脱出をした鈴木さだ看護婦長の回想です。

4月13日の夜、中池袋赤羽板橋方面に大空襲があり病院にも焼夷弾が無数落ち、守衛室や病棟が焼け始めました。収容者は殆んど安全なところに移し、其の後各病棟を一巡し避難したことを確かめ、6号病棟前までに来た時、大音響とともに男子監督詰所前の廊下に焼夷弾が落ち、廊下一面火の海と化したので火のない方に引き返し手術室の前の大廊下まで来た時、外科室の看護婦達は消火作業の最中でした。ここには生徒が居たので「生徒は」と聞くと、「今逃げました」とのこと。火の危険がせまって来たので全員ここを退出させ、私が3号病棟を見まわりに来た時、ここでも看護婦がひとりで消火していました。私は彼女に早く逃げるように指示しますと彼女は手に持っていたバケツを私に渡し中門の方へかけ出したのでそちらはあぶないと大声で呼びながら後を追いましたがもうこのあたりは人影ひとつありません。私は裏門へ行く考えで女子収容室の方へ行きますと収容室の前の廊下も燃えていました。その時、事務の小熊さんが火の下をくぐって食堂当たりの方へ行くのが見えましたので私は、先に渡されたバケツで用水桶の水を頭からかぶりやっと火の下もくぐりぬけ裏門へ出ましたがここも火の海でした。分室にはまだ火の手が上がっていないのを見定めて分室へ行く心算で東上線の踏切まで来た時、すさまじい爆音とともに分室も火の海と化したのでした。飛行機は頭の上を何回も何回も旋回しているので線路下の土手に伏せって爆音の消えるのを待ったのでした。何時間経ったのか東の空が白み火も下火となったので本院の様子を見て帰る途中会う人ごとにたがいの無事を喜び合いつつ、院の広場に集り事務所からの指示を待ったのでした。その間も空襲はひっきりなしに続いていました。看護婦は全員無事であったのは不幸中の幸と言わねばなりません。[6]

済生会芝病院（港区）は、5月24日の山手大空襲によって焼失しました。当時の看護婦による避難誘導の様子を岡田一平医師は次のように書いています。

その頃、病院の玄関前は、中ノ橋の川岸まで、家屋疎開で空地となり、沿岸には入院患者待避用の防空壕が数カ所造られていて、空襲警報の毎度に看護婦さん達が患者を待避させていた。入院室にも、赤丸、赤半白半丸、白丸と三種に区別された札が掲げられ、赤丸は担送、赤白丸は護送、白丸は独力避難と云うことになっていた様である。病院が焼失した25日の夜には、この防空壕も直撃弾を受け、待避していた患者が数名死亡したとかのことである。[7]

静岡大空襲（1945年6月19～20日）

焼夷弾の火の海に包まれた静岡赤十字病院にあって、患者、職員、看護婦生徒総出で消火活動を行いました。患者に被害はありませんでしたが、看護婦生徒2名と女子職員1名が炎熱地獄の犠牲となりました。甲賀はな看護婦と小山シズ看護婦は当時の記憶を次のように記しています。

廊下のカーテンが燃えている。１階西側の寝台（木製）が燃えだし等々、次々に伝令が入る。元気な独歩患者が寝台の火をたたき消している。使丁がカーテンをもぎとっている。防火用水の水は無くなった。私たちは水浸しになった廊下の水を雑巾でしぼって一滴の水も消火に使うよう必死であった。この時診療室の灰皿まで水受けにした事が思い出される。［略］夜が明けるとともに病院前庭は罹災者《りさいしゃ》であふれ、火傷の手当てに飛び回った。うめき声と何処の誰やら、わからない死体で全く生地獄そのものであった。[8]

当時看護学校の生徒50人が［支部の］２階に寄宿していました。空襲になったので当時住んでいた井之宮から駆け付け、生徒を避難させました。［略］支部の建物が焼け落ちたのは20日昼ごろで、それから避難させた生徒を探して町中を歩きました。中町の柳の木の下に、お母さんの焼死体があり、その下に赤ちゃんを見つけて病院に渡したのもこの時です。[9]

各務原空襲（１９４５年６月22日）

各務原陸軍病院（岐阜県）には岐阜支部・第７２６班が派遣されました。空襲で病舎が破壊されたため、移動に耐えられる傷病兵は美濃太田や美濃町の分病室に分散疎開しました。それでも医薬品や衛生材料の不足で包帯交換もままならず、生きた患者の傷口にウジがわいたそうです。食糧難も加わり治る疾病も放置されました。伝染病患者は本院に残されたまま激しい空襲に耐えなければならなかったそうです。佐藤としゑ看護婦らの回想です。

空襲、空襲の連続かと思えば、警報も出ないのに照明弾をおとされ、次に投下される爆弾のおそろしさ、避難の途中、低空から何回も旋回して狙撃され、幾度死を考えたことか、悪夢のような日々でした。

衣服交換が思うにまかせず、シラミが発生して、毎日ドラム缶で消毒したこと、また、ジフテリア患者が軍服のまま運ばれて、草の上にころがされ、薬も無く、苦しみもがいて息絶えたのは悲しい思い出です。[10]

熊本大空襲（1945年7月1日）

空襲により大火災が発生し、支部熊本診療所も建物の全部と医療機器、薬品等の大部分を焼失しました（写真3）。診療所の看護婦たちは入院患者避難の模様を次のように語っています。

重症患者の避難は大変でした。足を切断されている人、人工肛門をつけたばかりの人、カリエス、手術直後の人など十数名いましたが、今当時のことをふり返ってみると、不思議なことがいっぱいあります。

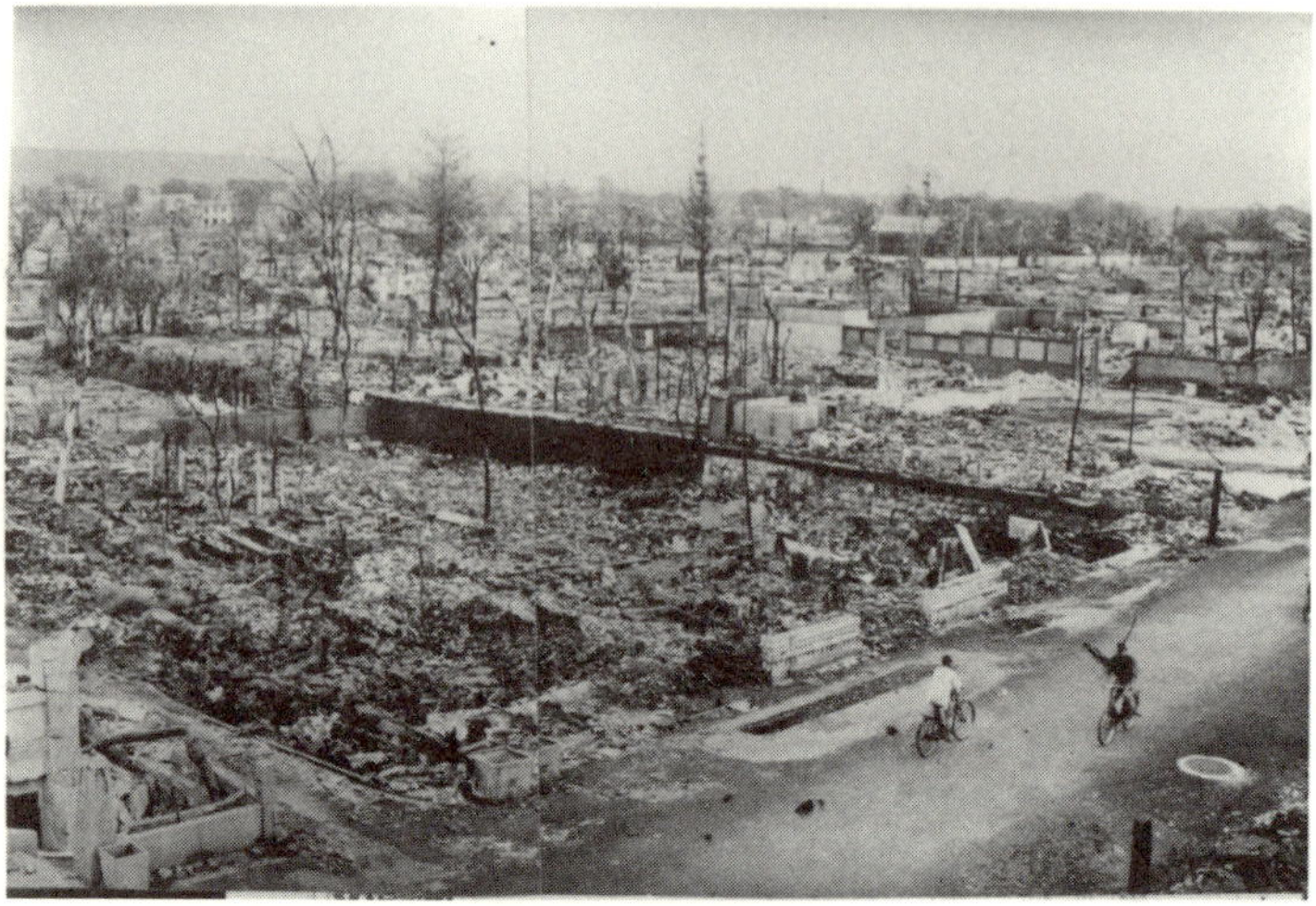

写真3　熊本大空襲
（熊本日日新聞社撮影）

このやせ細った私が70キロ近くの患者を背負って階段を降り、防空壕の中に避難させたり、また患者さんをふとんにねかせたまま、2階から引きずり降ろして避難させたり、今考えるとぞっとします。

ともかく、人間の力とは不思議なもので、十数名の重症患者をほとんど私達の手で全員無事、診療所の防空壕に避難させました。しかし、息つくまもなく、また防空壕の中も危険を感じ、上通〔地名〕の第一高女に避難させることにしました。十数名の重症患者を私達だけの手ではどうすることも出来ませんので、道を急ぎ通る人達に大声で救助を求め、一緒になって患者を背負ったり、担架に乗せたりして、全員無事第一高女に避難させました。しかし、まもなく第一高女も危険を感じましたので、再び近くの電車通りにある城東小学校（現在の郵政局）に移動しました。ともかく、翌日迎えに来られた家族の人達に、全員無事で引き渡すことが出来、家族の方々から感謝されたことを今でも覚えています。[11]

熊本陸軍病院に派遣された鹿児島支部・第720班の川上貞看護婦は、熊本空襲の体験を次のように述べています。

7月1日23時30分ごろ、突然の空襲警報にて宿舎の前庭に集合。電車も通らないので、病院へと一目散にかけ出した。電車通りを走る前に、両側に焼夷弾が落とされて、火の海となり、通りにある防火用水に防空頭巾をぬらしてはかぶり、走っては浸し、陸軍病院にたどり着いたのは午前3時すぎでした。道路までが火の海となって歩行困難となり、班友のうち3名は川の中に入って難を免れて、午前5時すぎに到着した。一同そろってホッとしました。[12]

千葉空襲（1945年7月8日）

千葉陸軍病院に派遣されていた鈴木千歳子看護婦は、B29爆撃機による波状攻撃を受けながら、歩けない患者を背負って何度も防空壕へと避難させました。そして、やっと患者を避難させた後、病室に戻って次のような行動をとっています。

動かせない重症患者に、「あなた方は、動かすことができないのだから、このままベッドに寝ていてほしい。私もあなた方と生死をともにしますから」と納得してもらい、一人ひとりの容態をみて回っておりました。[13]

和歌山大空襲（1945年7月9日）

和歌山赤十字病院は空襲により病院が焼失しました。看護婦らは病院から患者を避難させ、火の手を避けて安全な場所へと誘導をしました。その時のことを、赤井清子看護婦生徒は、「それもまっすぐ行けなかった。火の手のない方へ、ない方へと、あちこち回り道をしながら練兵場へ行きました」と語っています。加藤みどり看護婦は、「後ろへ、後ろへ続く患者さんに呼びかけながら、伝達しながら走りました。声のする方へ、する方へと逃げました」と話しています。田中はまゑ看護婦長は、「私らは中元楼の先の松林の所まで逃げました。練兵場まで逃げたとき、2年生が担架で重症患者を運んで行くのに出会って、『手伝ってほしい』と言われて2年生の後ろについていきました。ひとつの担架に6人ずつついて運びました。私らの運んだ人は途中で亡くなられ、和歌浦の段々のあるお寺に埋葬してもらいました」と述懐しています。[14]

仙台空襲（1945年7月10日）

仙台第一陸軍病院に派遣された宮城支部・第693班は、空襲警報がなるたびに入院患者の避難誘導に追われました。本部から、動けない重症患者はそのままにして看護婦は避難するようにとの指令が出ましたが、患者をおいて逃げることはできないと、死を覚悟しています。尾形美代子看護婦の回想です。

> 患者は「看護婦さん！　おれたちを助けて下さい！」と叫びます。「私たちはあなた方と一緒にいます。死ぬときは一緒です。安心してなさい！」と私は大声で患者に呼びかけたのでした。私と阿部は一人ひとりおんぶして、外の小高くなった草原の所へ患者をはこびました。一人ひとり寝かして、次の患者を連れ出して来て見ると、先の患者は冷たくなって、口もきけなくなっているのでした。腰にさげた注射器をとり、燃えている炎の明かりで、ブツブツ注射をしては元気づけて回りました。〔略〕
>
> 病院前のたこつぼに入っていた患者たちを見つけ、あぶないから早くたんぼの方に行くように言うと「おれたちを誰だと思っている」と怒鳴られたので、私も気が立っていたものですから「誰であろうと、病院に入っている間は、軍医や看護婦のいうことをききなさい」と大声で怒鳴り返したのです。患者はだまって松葉杖をさしのべて来たので、皆引っぱり上げて避難させました。[15]

戦地とは異なり重症患者を安楽死させることはなかったが、それでも動けない重症患者は見捨てられる運命にありました。そうした患者をひとりでも救おうと、看護婦が患者に声をかけ、背負って避難をしたのです。非常時において赤十字の理念である人道を実践した日赤看護婦たちに強者の兵士も従わざるを得なかったのでしょう。

空襲中は避難誘導に追われ、空襲が終わった後も息つく暇はありませんでした。夜明け頃から、次々と運びこまれてきた火傷の兵士の治療に追われたのです。田沢ヨシエ看護婦と尾形美代子看護婦の回想を紹介します。

皮膚が黒こげになっている者、水ぶくれになっている者など、正視するのにしのびない形相だった。［略］暑い夏のこととて、兵隊の中には足を切断したり、また化膿してどうすることもできずに死亡者も多く出た。そのころはいい薬もなく、そのうえ多数の患者のため、手の回りかねることも多かった。[16]

伏せたままやられたのか背部が焼けただれている人、半分死にかけている人、頭がおかしくなった人、口もきけなくなった人などなど。

私たちも夢中で、中央廊下に毛布を敷き、すき間もなく並べて寝かせ、応急処置だけして、体温をはかり、カルテを作り、一通り終わって元へ戻って見ると、二人三人と死んでいる有り様でした。［略］

日中、患者の手入れに行くと、動けない患者が、傷がかゆいというので見てやると、傷口にウジがもちゃもちゃとわいているのでした。[17]

陸軍病院とは別の仙台赤十字病院にいた看護婦の体験を紹介します。当時、病院は横須賀海軍病院仙台赤十字病院となり、海軍の傷病兵が入院し、外来は一般の患者も診察をしていました。空襲時、院内に油脂焼夷弾が次々と命中し、患者の避難誘導や病床日誌などの文書搬出に忙しかったといいます。稲辺み江子看護婦は、急降下してきた爆撃機を避け防空壕に避難した直後、焼夷弾の爆風にあおられ壕内に吹き飛ばされ気を失いました。その後、次のように患者の避難誘導にあたっています。

火の手をさけて中杉通りを通り、避難集合地の台の原へと急ぎましたが、何度もB29が急降下して来るので、その度に、担架の患者も背負った患者も側溝に伏せさせ、やっとの思いで台の原に着きました。重症者は空家になった陸軍の弾薬庫に収容しましたが「天皇陛下万歳、お母さん」と呼びながら亡くなった兵もおりました。やけどの患者は「水、水」と呼ぶので、私は手拭を田圃《たんぼ》の水に浸してきては、しぼって飲ませました。[18]

富山大空襲（1945年8月2日）

富山市の市街地の大半が焼け野原となり、富山赤十字病院もそのすべてが焼失しました。8月2日付けの病院長から支部長宛の「空襲災害報告書」が現存しており、その中から一部分を紹介します［原文はカタカナ表記の漢文調ですが、現代文に直しました］。

空襲があり、すぐに担当者［看護婦と生徒］が患者を所定の位置に待避させた。［略］敵機の波状攻撃が激しくなり、本館と前庭につぎつぎと着弾した。ついに本館の一部から出火し、またたく間に各病棟に火が燃え移ったため、職員生徒が必死の防火活動にあたったが、その効果もなく、やむなく庭内に退避した。患者にも危険が迫ったので、病院構外の東方の安全だと思われる方向に退避させ、続いて職員生徒もそれぞれ当地区に退避しなければならなくなった。[19]

垂水空襲（1945年8月5日）

鹿児島県垂水市の霧島海軍病院に派遣された鹿児島支部・第812班の永山ハル看護婦と古賀美喜恵看護婦は、空襲の体験を次のように回想しています。

ついに、庁舎、病舎および近隣も全焼し、戦災後においては垂水山中の壕内で患者収容看護となり、医務職員（衛生兵）および救護班員も壕内生活となった。当時の収容患者の状況は、垂水および鹿屋両航空隊ならびに、その他の基地から空襲による外傷、火傷患者、さらに重度の赤痢患者等で、着衣服には虱《しらみ》がわき、非衛生極まるもので、早々に脱衣させ、ドラム缶で衣類の熱湯消毒をした。さらに外傷、火傷患者の傷口から「蛆」がボロボロとこぼれ落ち、多量の膿汁が貯溜し、悪臭ただよう中で必死に包帯交換等をしたことが思い出される。

医薬品、衛生材料も少なく、再生に再生を加えて活用し、粗質ながらも稀少価値の高いものとして節約に留意した。〔略〕戦災で全班員持ち物を消失し、履く靴もなく、裸足で服務。また食糧は十分でなく粗食で、空腹の連続、さらに入浴も望めず、夕刻に一カ所ある井戸で空襲を避けながらの水浴びですませた。[20]

空襲直後、市内での救護活動

被害がなかったり少なかったりした赤十字病院や陸海軍病院の日赤看護婦、もともと入院患者のいない軍医学校の日赤看護婦は、空襲終了後、直ちに市内での救急医療活動を行っています。

東京大空襲（1945年3月10日）

陸軍軍医学校（新宿区）に派遣された日赤神奈川支部・第598班は、空襲に備えて救護班（2

個）を編成していました。第1救護班は、軍医9名、婦長・看護婦12名、運転手4名で編成されました。東京大空襲時、午前3時40分に出動命令が出され、トラック4台に分乗し江東地区の救護に出動しています[21]。第1救護班に配属された日赤出身の吉田浪子婦長は、当時の救護活動について次のように話しています。

戦災者を助けるべく、包帯材料やカストその他の救護資材と4日分の食糧をトラックに積み込み、浅草方面へ向かいました。途中から左右の道端には焼け焦げになった人たちの死体が筵《むしろ》やら、それらしい物で覆ってあちこちに放置されていました。隅田川には上流からポカリポカリと人が流れてくる。流されている人で生きている人はいません。川の岸には死体が打ち寄せられ杭に引っ掛かっている。なんとも悲惨な光景でした。本所国民学校に救護所が設置され、ひとりでもいのちの助かりそうな人を見つけ出しては、救急処置をしました[22]。

国府台陸軍病院に派遣された日赤愛知支部・第304班は、空襲後、病院が派遣した救護隊の一員として一般市民の救護にあたっています。塗壁こと看護婦の回想です。

夜明けと共に焼け残った学校の片隅に救護所を開き、一般市民の人たちの救護にあたりました。病院から江戸川を隔てた小岩、深川、千住、浅草、両国、このあたり一面焼け野が原となり、その悲惨な状態は、口では言い表すことのできない悲しい有様でした。[23]

大阪大空襲（1945年3月13～14日）

焼夷弾が降り注ぐ大阪赤十字病院で看護婦や生徒が必死に消火用水をバケツリレーした結果、病舎の一部を焼いただけで事なきを得ました。そして、直ちに病院から市内の被災者を救護するための救護班が派遣されました。[24]

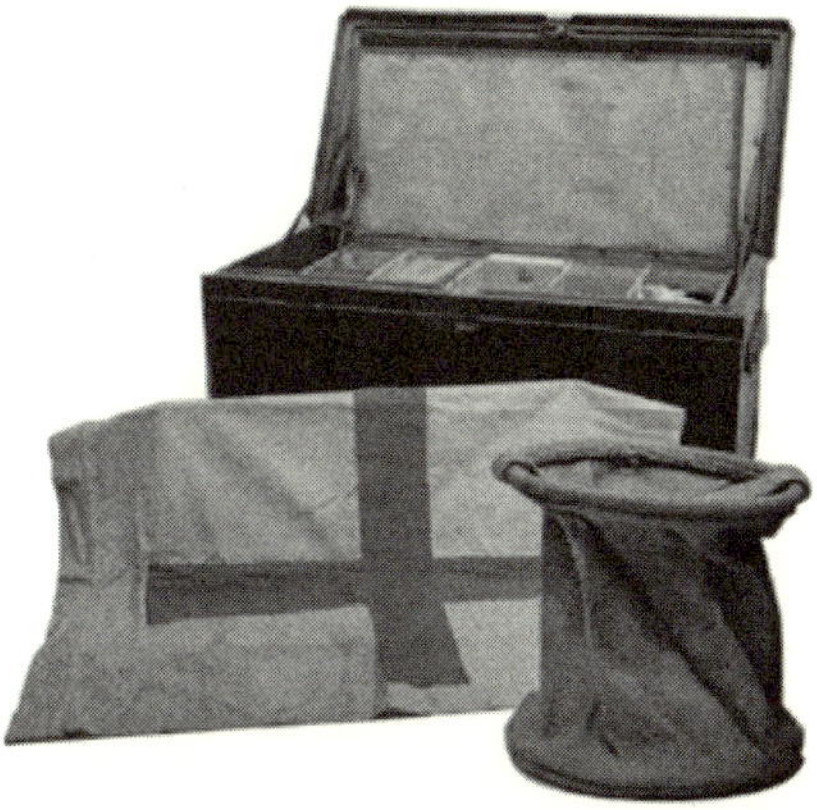

写真4　医极
（広島平和記念資料館所蔵、眞田寛一寄贈）

熊本大空襲（1945年7月1日）

支部看護婦には「熊本市が空襲されたら直ちに支部に集合せよ」との非常召集状が前もって来ていました。当日、ラジオ放送で空襲の知らせがあり、急ぎ支部に集合したのが40人、皆モンペ姿でした。救護班は直ちに仮患者収容所に向い救護を開始したそうです。その中に伊佐マル看護婦がいました。

私共が到着した時も、負傷者は担架で次から次へと運び込まれて来る。すぐに救護用の医极《いきゅう》

［医療品等の入ったトランク］（写真4）を開く。ほかに再製ガーゼ、雑用鋏があるだけで手のほどこしようがない。火傷した人、うめく人、息たえだえの人、どうすればよいのか処置に困る。もうすでに亡くなっている人もいる。［略］着物が肌にやけついて、着物をぬがせられない人は鋏で切って着物をはがすと、水泡が破けて、滲出液《しんしゅうえき》が流れ出る。でもいくらかは楽になるようだ。真夏の暑さの中に、全身火傷と発熱と痛みに苦しみもがき、阿修羅地獄《あしゅらじごく》とはこれを言うのだろうか。全く悲惨な姿である。ひとりの治療をすますと、その隣りは動かない。近づいて見ると息が絶えている。[25]

支部診療所の焼失後、医師や看護婦は入院患者の自宅を訪問して診療を継続しました。

診療所は跡形もなく焼失し、残っているのは土台のコンクリートの敷石だけでした。［略］焼跡の処理はほかの職員におねがいして、ドクターと私たちは手分けして、当時の入院患者の家庭を巡回して診療を続けました。熊本市内全域に患者はいましたが、乗り物もなく徒歩で巡回しました。敵機の空襲に会い、たんぼの中に伏せたこともありました。[26]

空襲による日赤看護婦の犠牲者

1944（昭和19）年11月以降、日本国内へのアメリカ空軍による空襲の激化により、陸海軍病院や赤十字病院で救護活動に従事していた日赤看護婦の中から犠牲者が増えていきました。爆弾の直撃を受けた者、傷痍爆弾による火災に巻き込まれた者、戦闘機の機銃掃射を受けた者など、もはや戦地と変わらぬ状況下におかれていたのです。勤務中に戦死した日赤看護婦を紹介します［年齢は日本赤十字社『遺芳録　殉職救護員』の生年月日と死亡年月日から算出］。

横浜大空襲（1945年5月29日）

横須賀海軍病院に派遣されていた日赤神奈川支部・第65班の藤田フジヱ看護婦（20歳）は、空襲中、患者や医療資材の搬送を行っていたが、衝心性脚気（心不全）を起こし死亡しました。[27]

静岡大空襲（1945年6月19～20日）

静岡赤十字病院では空襲による火災が発生し、高木かつら（16歳）と矢部きよ（17歳）の2名の看護婦生徒が友愛寮の消火中に猛火を浴び死亡しています。ふたりは前年4月に看護婦生徒として同院看護婦養成所に入学し、同院での養成を受け救護活動にも従事していた中での災難でした。[28]

各務原空襲（1945年6月22日）

飛行場や軍需工場などがあった各務原陸軍病院（岐阜県）に派遣された岐阜支部・第726班の遠山愛子看護婦（17歳）が犠牲となりました。『遺芳録　殉職救護員』には「敵機空襲の際待避患者看護中、頭部に敵の爆弾破片を受けて死去」[29]とありますが、同僚の佐藤としゑ看護婦らの回想によれば次のような最期でした。

班員の遠山愛子看護婦が、B29の直撃をうけて亡くなりました。当時、出張のため宿舎に帰った所を、B29の襲来のため防空壕の中で帰らぬ人となったのです。爆風のためか、キズひとつない顔にうす化粧をされ、最後の別れをするときは、止めどもない涙を拭うことが出来ませんでした。[30]

呉大空襲（1945年7月1日）

呉海軍病院に派遣されていた岡山支部・第587班は、営外宿舎より通勤していたため、空襲警報発令と同時に全員病院へ急行する途中、激しい燐火《りんか》に襲われたため山裾の防空壕に避難しました。その直後、防空壕の入口に直撃弾を受け21名の日赤看護婦が犠牲となったのです。救援に駆け付けた支部職員からその時の様子を聞いた同支部の内山喜久代看護婦は、次のように回想しています。

掘り出された遺体は何れも炭焼窯で焼かれた炭のようで、身の丈60センチ位に縮小し、制服姿のままで真っ黒い仏像のようになって、一体又一体眼前に散らばっていた。見た刹那《せつな》に余りの無惨さにその場に座り込んでしまったそうだ。ようやくにして前の一体を拾い上げようとし摑んだら、指先から体の一部が粉々に炭の砂になって零れ落ちたので後は触らず、人別を確め順次丁寧に箱に納めて持ち帰り、後は作法通り死者の礼を取りしきり、各々の家族の方へお届けしたそうだ。[31]

仙台空襲（1945年7月10日）

仙台空襲による日赤看護婦の犠牲者は4名です。そのうち3名は、4月に福島支部の臨時救護看護婦として採用され、補備教育のため仙台赤十字病院で養成中であった安斎ヒテ子（18歳）、熊谷チヱ子（18歳）、丹野ツヤ（19歳）でした。残りの1名は高橋美代子看護婦（所属支部不明）です。『遺芳録 殉職救護員』には詳しいことは書かれてありませんが、同僚の稲辺み江子看護婦が遺体発見当時の様子を次のように書き残しています。

空襲の折、私は顔面に火傷、全身打撲で真っ黒になっておりました。内科外来勤務だった第十一回生の高橋美代子さんは亡くなりましたが、頭蓋骨のそばに白衣のボタン1個あったのが彼女ということでした。また防空壕内では福島県の看護委託生3名が亡くなり、また消火に尽力されボイラー用の鉄管内に避難した傷病兵も亡くなりました。[32]

北海道空襲（1945年7月14～15日）

北海道伊達赤十字病院では、患者の避難誘導にあたっていた岩崎妙子看護婦（18歳）が爆弾の破片を受け死亡、本橋光子看護婦生徒（15歳）も頭部の盲管銃創［銃弾が身体を貫かず体内にとどまっている傷］により死亡しました。ふたりの最期の様子を三澤節子看護婦は次のように述べています。

上を見あげると、屋根すれすれに低空の飛行機中にアメリカ兵の顔がはっきり見える状況、［略］その時「看護婦は外来へ、高須婦長は医師当直室へ」と言う院内放送があり、当直室では看護婦岩崎妙子さん、学生本橋光子さん、患者遊佐さんの3名が即死で、高須婦長さんがてきぱきと処置をしていました。処置前の3人は、言葉では言われない悲惨な状況でした。まるで野戦病院のようでした。[33]

米子空襲（1945年7月28日）

鳥取県米子市は1945（昭和20）年7月24日から28日にかけて艦載機の攻撃を受けました。特に28日は午前6時から午後4時すぎまで断続的な空襲を受け、海軍航空隊の飛行場、米子駅、工場、変電所などがロケット弾や機銃掃射で攻撃されました。[34]同じ攻撃隊が、山陰本線大山口駅近くの土手にはさまれた退避所に停車中の列車（乗客約800名）に爆撃・銃撃を繰り返したため、死者四十数名、負傷者30名以上の犠牲者が出ました。[35] その中には、呉海軍病院三朝分院（鳥取県倉吉市）に派遣されていた日赤鳥取支部・第770班の大塚須美枝看護婦（20歳）と木下貞子看護婦（17歳）がいました。ふたりは同日早朝に分院を出発し、呉海軍病院への患者護送中に遭った災難でした。列車の前2両が赤十字マークを付けた病客車でした。[36]

富山大空襲（1945年8月2日）

富山赤十字病院の火災に巻き込まれて犠牲となったのは、青井雪看護婦長（舎監）のほか、看護婦生徒の宮崎時枝（乙種2年）、松井春子・米田英子（甲種1年）、加藤みどり・飯田君子・笹木静江（乙種1年）の合計7名でした。乙種1年生はまだ14～15歳の若さでした。[37]

艦砲射撃による日赤看護婦の犠牲者

本土への攻撃は空襲だけではありませんでした。沿岸部の都市は戦艦の艦砲射撃を受けました。その犠牲者の中にも日赤看護婦がいたのです。

1945（昭和20）年7月29日、浜松赤十字病院の坂本宮子看護婦（16歳）は、遠州灘まで接近したアメリカ戦艦の艦砲射撃により、院内での患者避難誘導中、後頭部に砲弾の破片を受けて死亡しました。[38]

本土空襲下の日赤看護婦の実態

　ここまで本土空襲下における日赤看護婦たちの体験を紹介してきました。その実態を整理してみましょう（表3）。

　戦死した日赤看護婦の特徴として、十代半ばの看護婦生徒が多かったことがわかりました。戦争末期の国内の赤十

表3　本土空襲下の日赤看護婦の実態

時期	実態
空襲前	・赤十字病院の看護婦の多くは召集されていたため、看護の中心は養成中の生徒であった。 ・空襲に備えて迅速な避難や救護ができるように準備をしていた。 ・警戒警報や空襲警報の発令のたびに患者の避難誘導を行った。
空襲中	・火災発生時、消火活動を行った。 ・消火を断念し、火中から脱出したり、猛火に巻かれて犠牲となったりした。 ・より安全な避難場所に患者を誘導したり担送したりした。 ・生死を共にする覚悟で、動かせない重症患者のそばにいて励ました。 ・看護婦長は看護婦や看護婦生徒の避難状況を確認した。 ・焼夷弾、機銃掃射、艦砲射撃の攻撃を受けた。
空襲後	・病院に殺到した多数の患者の救護に、不眠不休で従事した。 ・衛生材料や食料などの不足により、不十分な救護しかできなかった。 ・被害状況の確認、患者職員などの安否確認、負傷者の救護を行った。 ・死亡者の遺体の処置、埋葬依頼などを行った。 ・市内の負傷者救護に出動した。 ・患者、同僚、一般市民の死を看取り、多くの死体を目の当たりにした。 ・ウジやシラミの発生した不衛生な環境の中で、患者の看護を行った。 ・市内を巡回し、伝染病予防の衛生指導を行ったり、訪問診療をしたりした。

字病院において看護の主体は彼女たちが担ったのです。

戦地に派遣された日赤看護婦との共通点として、敵の爆撃、砲弾、機銃掃射などによる攻撃を受けた点で前線と変わらない状況下での救護活動を余儀なくされたことがあげられます。また、薬品・衛生材料や食糧などの物資が不足した点も同様です。戦地でも前線から離れた陸軍病院と比べると、国内の空襲下の病院の方が困難な状況にあったともいえます。そうした点で、これまでの日赤看護婦の歴史は、戦地での悲惨なケースが強調されすぎたために、国内の空襲下の日赤看護婦の苦難が軽視されてきたといえるのではないでしょうか。その意味でも私たちは「戦争と看護のリアル」をまだ十分に明らかにしていないといえます。

では私の話はこれ位にします。残りの時間は皆さんとの質疑応答にあてましょう。

なぜ陸海軍病院や赤十字病院が攻撃されたのか

生徒　赤十字のマークを付けた病院、病院船、病院列車などは攻撃してはいけないのではないでしょうか。

山崎　戦前のジュネーブ条約（赤十字条約）では、戦争で傷ついた人々と、その人たちを救護する軍の衛生部隊や赤十字の救護員・施設・輸送手段を保護することが定められました。つまり、赤十字条約は戦時の人道的ルールを定めたものです（「戦争にもルールがある」）。しかし、日本軍は赤十字のマーク（標識）を付けた病院船で兵士や武器・弾薬を輸送しルールを悪用したため、連合国の攻撃の対象となりました。また、日本軍の捕虜の扱いにも連合国側に比べ非人道的な行為が多かったのも事実です（「バターン死の行進」など）。そうした日本の赤十字条約を守らない姿勢に対して連合国が報復した側面もあるといえるでしょう。もちろん、だからといって、アメリカ軍の一般市民（非戦闘員）への無差別爆撃や機銃掃射の非人道的攻撃は許されるものではありません。しかし、無差別爆撃を受けた日本は被害者でもあり加害者でもあるのです（日本軍による中国の重慶爆撃など）。連合国もまた同様です。よって私はこう考えます。赤十字条約が順守されるような戦争にするのではなく、赤十字条約の順守が必要とされないような戦争のない世界を創らなければならないと。なぜなら、今日でもなお、シリア、アフガニスタン、イエメンなどの紛争地において医療施設や一般市民への無差別攻撃が繰り返されているからです。2016（平成28）年5月、国連安全保障理事会は、これらの攻撃を強く非難し、国際人道法（赤十字条約）違反として独立した調査を実施するよう各国に求める決議を全会一致で採択しています。しかし、戦争（紛争）が起きてからでは遅いのです。

なぜ一般市民が犠牲となったのか

生徒　アメリカ軍の本土空襲によって多くの住民が死傷しました。東京大空襲の死者は1945（昭和20）年3月10日だけで10万人以上、沖縄戦での一般人死者約10万人、終戦までの国内全体で死者の合計は数十万人以上と聞きました。なぜ女性や子どもも犠牲になったのでしょうか。

山崎　第一次世界大戦後、国際的に空戦の法的規制が問題となり、新たに空戦に関する規則案（1923年）が作られました。同規則は、空爆の対象を軍事目標に限定し（軍事目標主義）、住民への無差別爆撃を禁止しました。しかし、第二次世界大戦の進行にともない、どの国も軍事目標主義を後退させていき無差別爆撃を行うようになったのです。それは「やられたら、やり返す」という報復の連鎖によるものです。アメリカ空軍による本土空爆は、1945年3月以前は軍事目標主義の精密爆撃、3月10日の東京大空襲以降5月中旬頃までの焼夷弾による無差別爆撃、それ以降の地方中小都市への無差別爆撃拡大へと発展していきました。この空襲の拡大戦略はアメリカにとって「戦争の早期終結」（日本を降伏に追い込むこと）を目的とするものでした。それはアメリカ海軍の海上輸送路封鎖による日本の軍事生産力の弱体化と平行して、空軍による町工場レベルまでを対象にした軍需産業の徹底的破壊と労働力である一般住民の殺傷をねらったものでした[39]。総力戦といわれる日中・太平洋戦争において、もはや戦地でない場所は日本の外地・内地のどこにも存在しなくなっていたのです。

空襲下の看護の意味とは

生徒　本土の空襲が激化する中で、日赤などの看護婦が献身的に傷病者の救護を行ったことを今日初めて知りました。彼女たちのパワーの元になったのは何なのでしょうか。

山崎　何なのでしょうね。戦前の教育がそうさせたのか、時代や社会の影響なのか……。でもよく考えてみたら、皆さんも看護師を目指しているのですから、人のいのちを救いたいという気持ちは共通しているのではないでしょうか。しかし、医薬品や生活物資が欠乏していた戦時下、看護婦たちは看護をしたくても十分な看護ができませんでした。つまり戦争は彼女たちから看護婦としてのアイデンティティを奪ったのです。当時は国と国とが戦っていた時代ですから、看護婦の多くは日本が戦争に勝つために日本人を救いたいという気持ちはより強かったと思います。男性兵士は「目の前の敵を倒す」という命令の下で懸命に闘っていました。空襲下の看護婦は「目の前の患者のいのちを助ける」という信念の下で懸命に働いていました。両者ともに不幸にして自らのいのちを失うこともありましたが、死の間際において、どちらの方が自分の行為に対して「救い」を感じたと皆さんは思いますか。このような倫理的問題について私なりに考えると、現代の国際化社会に生きる私たちは、偏狭なナショナリズム（国家主義・民族主義）ではなく、人間的で自由な人道主義

（ヒューマニズム）に基づく医療看護を目指さなくてはならないと思います。若い皆さんはどのように考えますか。すぐに答えはでないかもしれませんが、医療看護の専門的な知識・技術を学ぶとともに、こうした倫理的問題についても考え続けていってください。今日は広島・長崎の原爆や沖縄の空襲・地上戦については取り上げられませんでしたが、また別の機会に譲りたいと思います。熱心に私の話を聞いていただきありがとうございました。またどこかでお会いしましょう。

参考文献

1 『日本赤十字社医療センター百年の歩み』、１９９１年
2 『大宮赤十字病院五十年誌』、１９８４年
3 『三楽病院三十年史』、１９６３年
4 『聖路加国際病院百年史』、２００２年
5 『聖路加国際病院八十年史』、１９８２年
6 『養育院百年史』、１９７４年
7 『東京都済生会中央病院五十年史』、１９６７年
8 静岡赤十字病院『半世紀のあゆみ』、１９８５年
9 日本赤十字社静岡県支部『百年のあゆみ』、１９９１年
10 日本赤十字社岐阜県支部『戦時救護の記録』、１９８２年

11 熊本赤十字病院『日本赤十字社熊本県支部医療事業史』、1981年
12 『日本赤十字社鹿児島百年史』、1993年
13 日本赤十字社千葉県支部『桐の華　戦時救護体験記録集』、1992年
14 『和歌山赤十字病院八十年史』、1986年
15 日本赤十字社看護婦同方会宮城県支部『従軍救護看護婦の記録』、1984年
16 日本赤十字社看護婦同方会宮城県支部『従軍救護看護婦の記録』
17 日本赤十字社看護婦同方会宮城県支部『従軍救護看護婦の記録』
18 日本赤十字社看護婦同方会宮城県支部『従軍救護看護婦の記録』
19 『富山赤十字病院創立100周年記念誌』、2007年
20 『日本赤十字社鹿児島百年史』
21 久保田重則『東京大空襲、救護隊長の記録』潮出版社、1973年
22 山本捷子『吉田浪子の歩みと素顔』ジェイシーエス出版、1995年
23 日本赤十字社愛知県支部『あいち従軍看護婦の記録』、1980年
24 『大阪赤十字看護専門学校百年史』、2009年
25 日本赤十字社熊本県支部『死線を越えて』、1979年
26 熊本赤十字病院『日本赤十字社熊本県支部医療事業史』
27 日本赤十字社『遺芳録　殉職救護員』、1957年

28　日本赤十字社『遺芳録　殉職救護員』
29　日本赤十字社『遺芳録　殉職救護員』
30　日本赤十字社岐阜県支部『戦時救護の記録』
31　岡山赤十字病院看護部『紫苑の詩　日本赤十字社岡山県支部救護班史』、１９８３年
32　日本赤十字社看護婦同方会宮城県支部『従軍救護看護婦の記録』、１９８４年
33　『伊達赤十字病院創立七十周年記念誌』、２０１２年
34　『鳥取県の戦災記録』、１９８２年
35　『米子市30周年史』、１９５９年
36　日本赤十字社『遺芳録　殉職救護員』
37　『富山赤十字病院創立１００周年記念誌』
38　日本赤十字社『遺芳録　殉職救護員』
39　荒井信一『空爆の歴史　終わらない大量虐殺』岩波書店、２００８年

第7章

被爆者救護と救護看護婦

吉川龍子

たった一発の爆弾が空中で炸裂したとたん、都市の建物が一瞬にして消え失せ、市内電車は黒こげとなり、外で働いていた人は大火傷を負い、屋内にいた人も爆風で吹き飛ばされ、大けがをするという大惨事を、想像することができるでしょうか。

戦争が長く続いて物資も食料も不足する中でも、市民の生活は続いていたのに、一発の原子爆弾のために多くの人命が一瞬にして失われました。

1945(昭和20)年8月6日、アメリカ軍による世界最初の核兵器使用により、広島市は壊滅状態となりました。続いて9日には、長崎市も核兵器の攻撃を受けました。

原子爆弾とは知らない市民たちは、余りにも大きい被害に驚いて、助けを求めながらさまよいました。市民が頼りにしたのは、焼け残った病院や、焼けあとにできた臨時救護所でした。病院内の医師や看護婦も負傷していましたが、押しよせる市民の悲惨な姿を見て、自分の傷の手当てをあとにして、負傷者の救護のために寝食を忘れて活動しました。

戦後しばらくして、市民たちの被爆体験記が出版されるようになり、人びとはその悲惨な体験を改めて知りました。その中で、被爆者の救護に尽力した看護婦の手記も、戦後30年ほど経ってから出るようになりました。その代表的なものは、広島では『鎮魂の譜　日本赤十字社広島県支部戦時救護班史』（日赤看護婦同方会広島県支部刊行、１９８１年）、長崎では『閃光の影で　原爆被爆者救護赤十字看護婦の手記』（日赤長崎県支部刊行、１９８０年）です。

内地の各地には陸軍病院と海軍病院があって、戦地で負傷したり、病気になった兵士が収容されていました。その看護にあたったのが、日本赤十字社の各県支部から派遣された救護班の救護看護婦と、陸軍と海軍が採用した看護婦でした。

原子爆弾が落とされた時には、広島陸軍病院内で多くの看護婦が犠牲となりました。しかし生きのびた看護婦は、すぐに負傷者の救護を始めました。また近辺の軍病院からも、看護婦を加えた救護隊がかけつけて、市民の負傷者を助けました。

ここでは、日赤救護看護婦の手記を通して、当時の救護のようすを再現してみようと思います。

看護婦たちは、被爆者救護という初めての体験を、何十年経っても覚えていて、くわしく書き残しています。

戦時中のことを知っている年代の人が減っていく現在、自身の危険をかえりみず、被爆者のために働いた救護看護婦たちの姿を、皆さんとともにたずねていきましょう。

きのこ雲の下に消えた若いいのち

太平洋戦争中の1945（昭和20）年8月6日午前8時15分、広島市に最初の原子爆弾が投下されました。続いて8月9日には長崎市が第二の被爆都市になりました。

この年の4月から6月にかけては、沖縄本島に上陸したアメリカ軍との間に激しい地上戦が行われ、兵士だけではなく多くの沖縄市民が戦いにまきこまれていのちを失いました。

今の高校生と同じ年ごろの男子中学生は戦闘員として動員され、女学校の生徒は学徒隊員となって、傷病兵を看護する補助看護婦として、洞窟を利用した仮病院の中で働きました。水くみに外へ出たとたんに弾丸にあたり、いのちを落とした女学生など、多数の男女生徒が犠牲となりました。

日本本土も前年の末ごろから空襲を受けるようになり、大きな都市はつぎつぎに焼け野原となり、多くの人命が失われました。空襲の被害者は、戦闘に加わった兵士だけではなく、一般の市民であり、女性や幼児、少年少女、老人を含む非戦闘員でした。空襲中に飛行機から銃撃を受けた子供もいました。国民全体が戦争にまきこまれて、いのちを落とすことになったのです。原子爆弾の投下は、その中でも最大の悲惨なできごとでした。

アメリカ軍の飛行機から原子爆弾が投下されたのは、広島市の中央部にある相生橋《あいおい》の近くの上空で、その瞬間に強い閃光《せんこう》を放って炸裂《さくれつ》しました。同時に、強烈な熱線と放射線が四方へ放射され、超高圧の爆風が市内を襲いました。

屋外にいて、強い熱線によって焼かれた人びとは、重い火傷を負い、体内の組織や臓器にまで障害を受けました。大火傷を負った人の皮膚ははがれて垂れさがり、まるでボロ布をさげているようになりました。爆風によって吹き飛ばされたり、倒壊した家屋の下敷きになった人もたくさんいました。

当時の住居は木造が普通なので、倒れた家から出火して市内に燃え広がり、たちまち広い焼け野原となりました。この年の末までの犠牲者は14万人にのぼりました。当初は、人びとはこの一発の新型爆弾が原子爆弾とは知らず、爆弾が落ちた直後に空に立ちのぼった巨大な雲の柱を、きのこ雲とよび、人類が初めて体験したできごとに大きなショックを受けました。

広島市は近代になって軍都とよばれ、軍の施設が市内にできました。戦争がおこった時には、瀬戸内海に面した宇品港から、兵士たちが戦場へ送られて行きました。しかし他の都市が空襲を受けているのに、広島市は空襲の被害がほとんどありませんでした。いつかは空襲があることを想定して、建物の延焼を防ぐために、一定の区域を空地にしておくための建物疎開を始めました。その作業に動員されたのが、市内の中学生や女学生、国民学校高等科（高等小学校）の生徒たちです。夏休みもなく、毎日暑い日ざしの中で労働に明け暮れました。

原子爆弾が投下された時刻は、ちょうど屋外での作業を始めた時で、作業中の男女生徒の中から多数の死傷者が出ました。また学校ごとに工場などへ派遣されて作業に従事していた上級生の学徒勤労動員の男女生徒たちも、屋内にいながら爆風に飛ばされて、重い傷を負いました。市内の男子中学校でも、高等女学校でも、1、2年生（今の中学1、2年生）のほぼ全員が建物疎開の作業中に全滅し、勤労動員に出ていて死亡した上級生を合わせると、何百人もの生徒が被爆死した例があります。

爆心地から1・5キロ南方の千田町にある広島赤十字病院でも、十代の22人の若いいのちが消えました。この病院は鉄筋コンクリート造り3階建てで、建物の外壁は残りましたが、強い爆風のために窓わくはゆがみ、窓ガラスは飛び散り、室内の備品は破損して、入院中の患者と病院職員に死傷者が出ました。

この病院内には看護婦養成所があって、赤十字看護婦を目ざす若い看護婦生徒が当時408人在学していました。夏休みもなくて、1年生は学習、2年生は病院内で患者を看護する実習をしていました。しかし8月6日は生徒の間に赤痢《せきり》が流行していたため、1年生は寄宿舎で自習をしていました。

看護婦生徒は全寮制のため、全員が寄宿舎生活でした。寄宿舎は木造のために、爆風によって全壊し、さらに近辺におきた火災が迫ってきて、倒れた建築材が燃え始めました。寄宿舎の中にいた看護婦生徒たちは建築材の下敷きになってしまい、身動きができないまま助けを求め、痛みを訴えました。

看護婦生徒の監督であった看護婦長も建物の下敷きになりましたが、自力で外へ這い出し、ただちに病院へ走り、生き埋めになった生徒たちの救助を必死で頼みました。当時のこの病院は軍の病院になっていて、入院患者は負傷兵ばかりでしたが、体を動かせる患者たちが直ちに救出に協力したので、大部分の生徒のいのちは助かりました。

しかし建材の強い圧迫を受けた重症者もあり、また近辺からの火災を受けて延焼した建材に挟まれたまま、皆の目前で焼死した生徒もいました。在学生のうち22人の若いいのちが犠牲となり、これから看護婦になるという夢を絶たれたのです。またこの時に被爆して重傷を受けた生徒のひとりが、12年後に人生の前途を悲観して、いのちを絶つという悲しいできごともありました。

きのこ雲の下では、こうして前途ある若いいのちが消えていきました。母親の胸の中で息絶えた幼児もいました。そうした悲劇の中で、ある焼け残ったビルの地下室では、傷ついた産婆《さんば》（いまの助産師）と負傷者たちのはげましの声の中で、新しいいのちが産まれたという実例もあります。

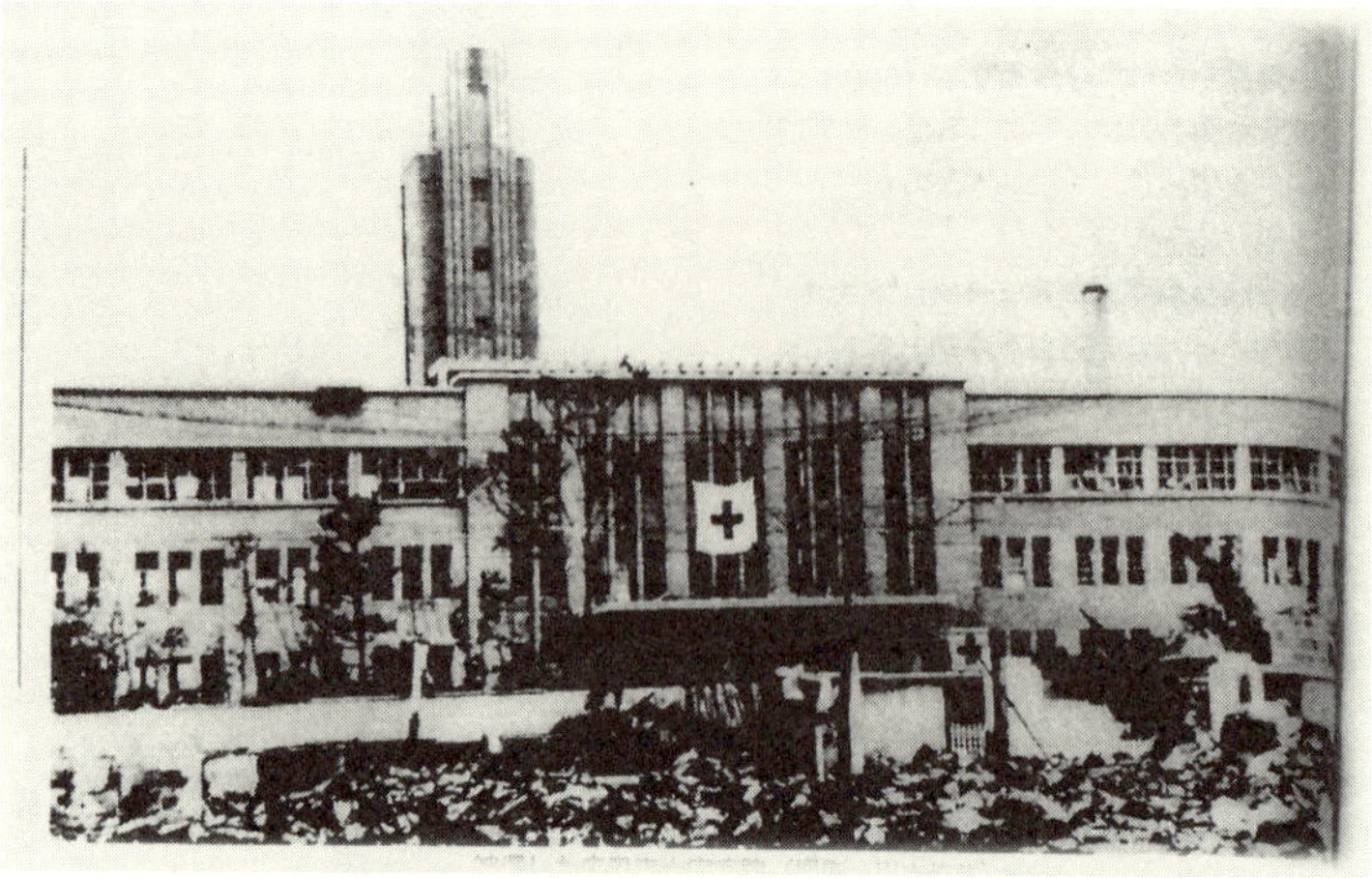
写真１　焼け跡に建つ広島赤十字病院

焼け野原に建つ「いのちの塔」

特殊爆弾が落ちただけなのに、広島市の中心地は一面の焼け野原となり、わずかにコンクリート造りの建物の外壁が残るだけとなりました。幸いに生き残った人たちは、あちこちに残る黒こげの死体や、皮膚が垂れさがった重傷者を見て、パニック状態になりました。

傷を受けた市民たちは病院や診療所を探し求めて歩き出し、中でも外壁が残った広島赤十字病院には、1時間もしないうちに多くの負傷者が押しよせました。病院内では、医師も看護婦たちも爆風のため傷ついていましたが、自分の傷の治療はあとにして、早速に市民の人たちの治療を開始しました。

ある看護婦は、のちになって書いた手記に、当時のようすを次のように記しています。

（被爆後）落下物を押し分けて、やっとの思いで病室に戻ったとき、そこはまさに修羅場《しゅらば》のような光景でした。ベッドに身体や首を挟まれ、大きなガラスの破片が顔や腹に刺さり、血に染まって、まるでこれが戦場ではないかと思うほどの凄さでした。

（「生き残った一人として」『いのちの塔』）

市内から病院に押し寄せた人たちは、衣服は焼けこげ、腕の皮はだらりと垂れさがり、男女の区別もわからないほど顔中が焼け、髪の毛はちぢれ、目や鼻はふくれあがっていました。しかし初めての新型爆弾による受傷のため治療法は明らかでなく、火傷の応急手当てや、皮膚にささったガラス片を取り除くなどの処置しかできませんでした。

病院の前面には、白地に赤十字を示した大きな布が掲げられ、傷ついて焼け野原をさまよう人びとを救う目じるしになりました。この赤十字の旗は、看護婦たちが布を集めて作った手製のものでした。人びとはこの病院の建物を「いのちの塔」とよびました。

戦争が長く続き、赤十字看護婦はつぎつぎと救護班の要員として、内地や外地の軍病院へ派遣されていったので、この病院も看護婦の数が少なくなっていき、被爆当時の在職員数は34人だったといいます。

その看護婦不足を補ったのが、病院内の看護婦養成所の看護婦生徒たちでした。病院内で看護の実習をしていた2年生のひとりは、爆風によって数メートルも飛ばされ、気づいた時は別の場所に倒れていました。しかしすぐに「私は日赤看護婦の卵だ、やらなくては」という身のひきしまるような戦慄《せんりつ》感が全身に走り、すぐに救護活動を始めたと、手記に記しています。

ガラス片で傷ついた足の痛みも忘れ、負傷者を移動させたり、用便のため肩を貸したり、抱えたり、また人の頭大の火の粉を打ち払ったり、一睡もしないで救護活動をしました。（中略）誰ひとり不平不満も口にしませんでした。黙々と当然の使命だと一生懸命だったのです

（「閃光の中に友は逝った――広島のあの日」『ほづつのあとに　殉職従軍看護婦追悼記』）

倒壊した寄宿舎の下敷きになった生徒たちも、助け出されたあと、体の動ける人は自分の体の傷はそのままにして、病院につめかけた市民の負傷者の救護を手伝いました。付近に散乱する木材が火災を起こし、火の粉が飛んでくるので、ぬらした箒《ほうき》を火たたきに使って、必死に病院を守ったのも、看護婦生徒たちでした。さらに、なくなった病院職員や共に学んでいた看護婦生徒のなきがらを火葬にするのも、生徒が担当したといいます。

今朝までの家並みは崩れ、その間から血を流し、骨折した人々が日赤へ日赤へと歩いてくる。（中略）級友は、先生方は、と考えるゆとりもない。（中略）

夜が来た。焼跡に患者さんを横たえ、破れたまま放水している水道管でタオルをぬらして、

高熱の人々の頭を冷やした。（中略）その後も死者は次々と増加し、その死者をダビに付すのも私たちの仕事であった。

（「忘れ得ぬ瞬間」『鎮魂の譜』）

4月に入学してまもない1年生は、まだ看護技術を十分に学んでいないのに、看護婦と2年生を見習いながら必死に負傷者を救うために活動したのです。

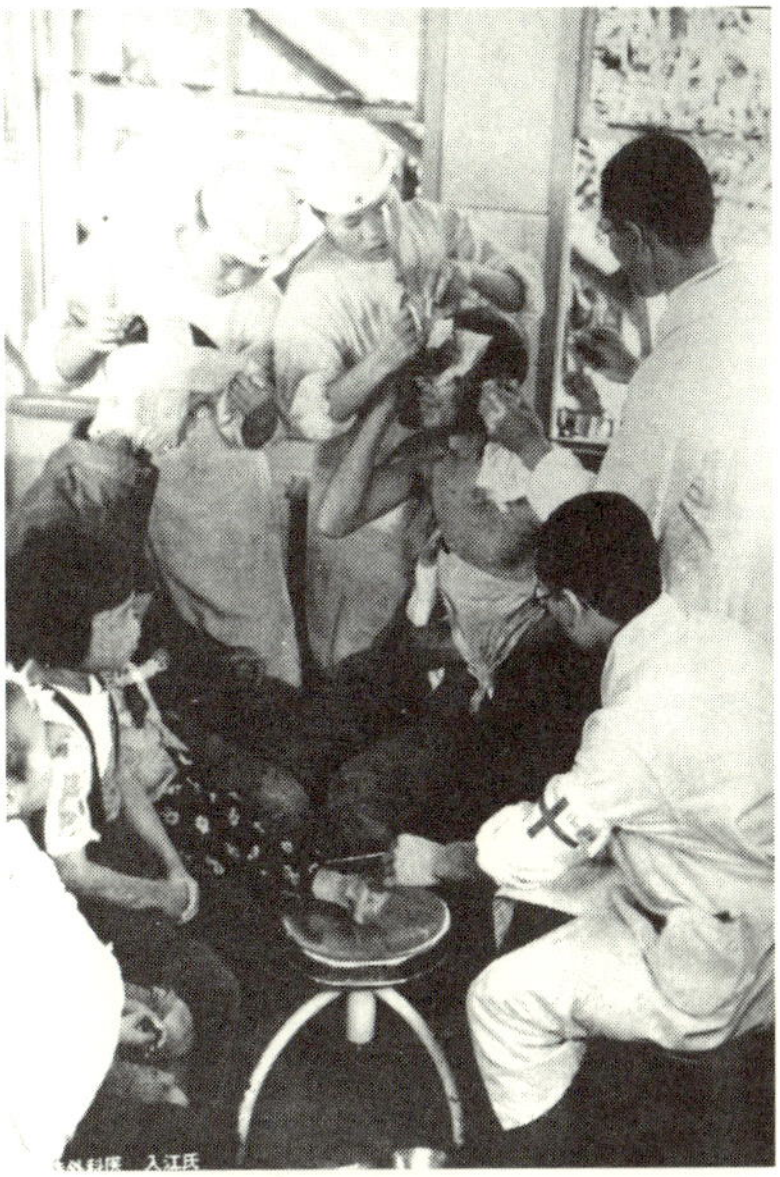

写真2　広島赤十字病院内の被爆者救護

川の堤防につくった救護所

広島市の中心にそびえる広島城の天守閣も、原子爆弾によって倒壊しました。その近くにあった広島第一陸軍病院と第二陸軍病院も建物が全壊し、わずかに門柱だけが残ったことが写真によってわかります。

日本赤十字社の広島・愛媛・山口な

どの支部から軍病院に派遣されていた救護看護婦と、陸軍が採用した陸軍看護婦も、被爆のためにいのちを落としました。今では、広島第二陸軍病院があった基町近くの太田川の堤防に「広島陸軍病院原爆慰霊碑」が建っていて、そのそばの「墓碑銘」に第一と第二陸軍病院で犠牲者となった人たちの名前が刻まれています。その中の多くの女性は、勤務中であった赤十字救護看護婦と陸軍看護婦で、戦争と被爆の悲惨な記録を後世に伝えています。

広島第二陸軍病院で勤務していたある看護婦長は、原爆投下の時にたまたまトイレにいて、小窓から青白い閃光を見た瞬間、頭の上に建物が崩れかかりました。自分の担当の病棟が直撃を受けたと思い、幸いに傷はなかったので、病院の本部に連絡をしなければならないので本館の方を見たら、病院の建物はすべて倒壊していました。

病院のそばの太田川の堤防に出た看護婦長は、そこで病院の軍医と出会い、ほかの生き残りの人たちと共に、堤防に仮救護所をつくりました。

簡単に囲っただけの救護所でしたが、助けを求めて集まってくる市民たちでいっぱいになりました。水を求められても、容器も水もなく、やっと探してきた食器と細いゴム管を使って、川の水を呑ませました。

あの悪夢のような数日、夜具も無い、血に染まった着のみ着のまま土に臥せ露営したあの野戦さながらの勤務は忘れられない。

（「第百十二班　思い出の記」『鎮魂の譜』）

この看護婦長は、その以前に中国大陸へ派遣されて、戦場で傷ついたばかりの負傷兵の看護の経験があったので、戦場とかわらない悲惨さを強く感じました。この「堤防勤務」を続ける一方では、太田川の上流にある横川の患者収容所へも、兵隊が着る軍服とサイズの大きい靴という姿で通いました。頭にけがをしていたので、三角巾を頭に巻いた異様な格好でしたが、被爆者のいのちを救うために懸命に働いたのです。

この横川駅の近くには広島第二陸軍病院三滝《みたき》分院があり、日本赤十字社の広島や兵庫支部の救護班が派遣されていました。この分院も爆風で倒壊したので、軍の患者を避難所へ運ぶとともに、川沿いの竹やぶの中に市民のための臨時救護所を設けました。

看護婦たちも突然におそった爆風の中で、体のあちこちに傷を受けましたが、自分の傷の手当てはあとにして、患者の救出と、助けを求めてきた市民の救護を開始しました。市中から逃れてきた人たちは、男女の別もわからないほど全身に火傷を負っていました。そこに残留放射能をふくむ黒い雨が降りそそぎました。

やがて大火焔《だいかえん》は雨を呼び、雷を伴う豪雨となった。傷つき半死半生の虚脱状態となった人々の頭上に、どす黒い雨が容赦なく降りそそいだ。

三滝分院の救護看護婦たちが見た市民の姿の中には、眼球が飛び出た人や手足の皮膚がはがれて、ボロ布のように垂れさがった人もいました。看護婦たちは市内の臨時救護所へも通い、市民の悲惨な姿に衝撃を受けながらも、乏しい医療材料でできる限りの手当てを続けました。

三滝分院で勤務していた日赤兵庫支部の救護班の宿舎は、原子爆弾の標的とされた相生橋の近くにあったため全壊し、班の人たちの食事の世話をしていた女性職員は、白骨となってみつかりました。

（「どす黒い雨」『きのこ雲』）

広島市の近くの呉海軍病院や岩国海軍病院からも、ただちに看護婦を加えた救護隊が編成されて、広島市内へ派遣されました。また広島市内から列車やトラックで負傷した市民が周辺の各地へ搬送され、あちこちの駅前や学校施設で応急処置が行われました。日赤愛知支部の救護班は、呉海軍病院の三次《みよし》分院にいて、駅前の臨時救護所で広島から搬送された患者の応急処置にあたりました。ガラスの破片がつきささった裂傷や、むごい火傷は目をおおうほどの惨状でしたが、満足な治療もできなくて、心残りであったと手記に書いています。

原爆症との戦い

新型爆弾はやがて原子爆弾とわかりました。三滝分院にいた日赤兵庫支部の救護班は、終戦になった8月15日に井原分院に移り、ここに収容されていた被爆者を救護することになりました。

傷口にウジがわき、ピンセットのかわりに割り箸《ばし》でウジを取りましたが、なかなかとりきれません。容体がわるくなった人は、鼻や歯ぐきからの出血、高熱、紫斑《しはん》などの症状が出て、つぎつぎに死んでいきました。患者の世話をしていた家族や、救護のために働いていた人の中でも、傷がないのに突然、高熱や出血、紫斑、白血球の減少などの症状が出て、死亡する人が現れました。原爆症とよばれる後遺症の出現です。

救護をしている看護婦たちも、白血球の測定をしながら、私たちもあと2、3カ月のいのちかも知れないと不安になったほどです。救護の合い間に、川原で病人の衣服の洗濯をしたり、食料品の調達までして忙しい日をすごし、死亡者の火葬も担当しました。

この日赤兵庫支部の救護班は、被爆者の救護につくしただけではなく、終戦の翌年には、海外に残された元兵士の傷病者を内地に連れ帰るための病院船に2回も乗って、南方の島へ行きました。さらに浦賀（神奈川県）で帰還船の乗客にコレラが発生した時には、コレラ患者の看護もしました。戦争が終わってからも1年間、まだ戦争の犠牲者のために働き続けたのです。

兵庫支部の救護班の雪永看護婦長は、戦後は後輩を育てるために看護教育の場で活動し、のちにナイチンゲール記章を受章しました。また広島赤十字病院で、倒壊した寄宿舎から多くの看護婦生徒を救い出したり、被爆者の救護につくした谷口看護婦長も、のちにナイチンゲール記章を受章しています。

広島市の西南方にあった大野陸軍病院は、厳島《いつくしま》神社で知られる宮島の対岸にある海沿いの病院でした。閃光と爆風を体験したこの病院にも、まもなく重症者がトラックで運ばれ、被爆者救護が始まりました。翌月の9月17日に枕崎台風が通過した時には、山津波（土石流）が病院をおそい、患者と病院勤務者に多くの犠牲者が出ました。この時、日赤島根支部から被爆者救護のために派遣されていた臨時救護班の中の看護婦生徒2人もいのちをおとしました。被爆者救護のかげには、このような犠牲者がいたことも忘れてはなりません。

長崎にも立ちのぼったきのこ雲

広島市に最初の原子爆弾が投下された8月6日から3日後の8月9日午前11時2分に、長崎市に原子爆弾が落とされました。広島市の時はウラン爆弾でしたが、長崎市ではさらに殺傷力の強いプルトニウム爆弾でした。

第二の被爆都市となった長崎市の爆心地は浦上で、工場の多い地域でした。東西の丘陵にはさまれた浦上川の流域は、谷間のような地形なので、強力な熱線と爆風が襲いかかり、市街は一瞬にして破壊されました。

長崎市は江戸時代から中国式の大寺院が多く建てられ、近代以降はキリスト教の教会もできましたが、これらの宗教施設も甚大な被害を受けました。神社の鳥居も、片側の柱が倒れて一本柱になりました。

教育施設にも多くの被害が出ました。爆心地に近い長崎医科大学（現・長崎大学医学部）と附属病院の施設は壊滅し、医療関係者と医師をめざして勉学中の医学生の多くが犠牲となりました。教室で講義を受けていた医学生たちは、座席に座ったまま直撃を受け、ほとんどの人が骨だけになっていました。

当時の国民学校（現・小学校）では、児童の多くもいのちを落としました。また学校の施設を利用した作業所で働いていた男子中学生と高等女学校の報国隊の生徒たちも、炎の中に消えていきました。この年の末までに長崎市で死亡した被爆者は7万人以上といわれています。

市内の病院や診療所も被害が大きく、市民の救護に手がまわりませんでした。爆心地から3キロもはなれていた日本赤十字社長崎支部の診療所も、爆風のために窓ガラスは飛び散り、内部の備品が散乱しましたが、早くから集まってくる負傷者のために、医師と看護婦が救護を開始しました。

血を流しながら、はだしで歩いてくる人、泣きながら走りこんでくる女性、急造の担架で運ばれてくる老人など、広くもない診療所では、たちまち負傷者の群れであふれたといいます。

救護隊が見た生き地獄

長崎市に近い諫早《いさはや》市や大村市にあった海軍病院から、9日の午後に軍医・衛生兵・看護婦で編成された特別救護隊が、長崎市内へ派遣されました。

諫早市の海軍病院は佐世保海軍病院諫早分院といい、長崎市への新型爆弾投下とともに、閃光や原子雲が見えました。ただちにつくられた救護隊には、日本赤十字社支部から派遣されていた救護看護婦が加わりました。

諫早街道の日見トンネルを通って長崎市内に入った救護隊は、伊良林国民学校を救護所にして、つめかける被爆者の救護を開始しました。この学校は、爆心地から3・4キロにあり、児童は当時いませんでしたが、校舎は被害を受けていました。そこへ全身火傷などの重傷者が運ばれてきて、講堂や教室に収容されましたが、手当も間に合わないで死亡する人が続出しました。

大村海軍病院では、8月1日に長崎に空襲があった時にも、日赤救護看護婦を加えた救護隊を派遣していました。9日にも早速に救護隊の派遣をきめました。院長は、新型爆弾が原子爆弾らしいと考えていたので、放射能の危険を考え、隊員の安全を祈りながら救護隊を見送ったと、のちに手記に記しています。

大村からの救護隊も、トラックに医療品や食料を積んで、諫早街道を通って長崎市に近づくと、市内から歩いて避難してくる人たちに出会いました。誰もが衣服は焼けちぎれ、火傷をしていましたが、「早く行ってください、たいへんです」と、自分たちよりも、市内に倒れている人たちを助けるように求められました。さらに市内を進むと、あちこちに火災がおこり、長崎駅から北方の浦上方面は火の海でした。

そこで駅の少し北の交番所前に仮りの診療所を開設して、市民の救護を始めました。看護婦のひとりは、目の前にひろがった当時の惨状を、次のように記しています。

被爆者のだれもが激しい爆風と強力な放射熱のため、頭髪は焼きちぎれ、全身熱傷、顔面流血、体はガラス、木片、鉄の破片などが刺さり、痛ましい姿。なかには、力尽き果て冷たい姿となった母親の上に横たわる幼な子、そのなまなましい姿、この世のものとは思えない地獄の様相を呈していた。

（「私も原爆当日、爆心地に入った救護隊員」『閃光の影で』）

がけ下に掘った横穴の防空壕の中では、人びとが裸のまま折り重なって、虫の息で水を求めていました。しかし与える水はなく、強心剤の注射や、火傷の手当て、体にささったガラス片や木片を取る以外に、手当ての方法はありませんでした。

大村海軍病院からは、最初の救護隊に続いて第２救護隊が出発し、稲佐山のふもとの国民学校を救護所としました。行く途中で、造船所の大きな鉄骨が大波のように曲がっているようすや、捕虜の外国兵が担架で負傷者を運ぶ姿を見た看護婦もいました。捕虜の国籍は、オランダ人、オーストラリア人、イギリス人などで、外地で捕虜となったのち、長崎に移されて造船所などで労働をしていました。収容所内で原子爆弾の被害を受けた捕虜たちが、崩れた建物から外に出て、市街で消火に協力したり、負傷者を運んだり、包帯を巻いてくれたという例が、市民の被爆体験記の中に見られます。大災害の中では、敵も味方もなかったといえます。市内にはその他に、中国人や朝鮮半島の人たちが多く住んでいたので、その人たちの中にも多数の犠牲者が出ました。

救援列車が運んだ被爆者

原子爆弾の投下により長崎駅と浦上駅は破壊されましたが、線路の復旧が至急行われて、長崎駅から2駅目の道ノ尾駅から近辺の地域への被爆者の移送が始まりました。

佐世保海軍病院諫早分院では、いち早く救護隊を長崎市内へ送るとともに、残った人たちは救援列車が運んでくる患者の受け入れ準備に追われました。諫早駅前にできた臨時救護所は、救援列車の到着とともに、たちまち負傷者であふれました。被爆者はみな重症なのに、簡単な応急処置しかできないことに、救護看護婦たちは心が痛みました。

すすをまぶしたような黒焦げの皮膚は、ピンセットが触れると、ぺらりとはげ落ちます。やけどを免れた者は、爆風で粉みじんに吹っ飛んだガラスの破片が体一面に突きささり、肌に砂粒をふりまいて押しつけたようです。

（「一枚のハガキから」『日赤愛媛県支部百年史』）

救援列車の運行が終わって、看護婦たちが諫早分院に帰って見たものは、通路にまであふれている被爆者の群れでした。その人たちのうめき声や泣き叫ぶ声が、建物をゆさぶっていたといいます。

被爆者は、廊下まで溢れ、ゴッタ返し、衣服はよごれ、ちぎれ、火傷で薄黒紫に腫れ、ふくれ、皮膚は剝げ落ち、その惨状は眼を覆うばかりでした。（中略）一時に多勢の老若男女幼児等の中を右往左往し（中略）殆ど徹夜の勤務でした。

（「諫早海軍病院の思い出」『長崎原爆による救護の思い出』）

救援列車で運ばれた人たちは、近くの諫早高等女学校へも搬送されました。この学校の養護訓導（現・養護教諭）は赤十字の看護婦養成所の卒業生で、長崎に新型爆弾が落ちて負傷者が運ばれてくると聞いて、生徒とともに諫早駅へ行きました。

ぼろぼろになった服がぶらぶら垂れ下がって全身真っ黒だった。居並ぶものは思わず息をのんだ。しかし、近づいてくる人たちをよく見ると、ぶら下がっているのは服ではなく、皮膚が焼けただれて下がっていたのである。（中略）人の顔ではない、人の姿ではない。若い女学生がどうして正視出来よう。皆顔を伏せて泣いた。

（「口の中にまでウジ虫が」『閃光の影で』）

被爆者たちは女学校の講堂にも収容され、校長室を臨時の治療所として、徹夜の救護を行いました。中には親を失った幼児もいました。ここでの救護が続いたあと、着替えを取りに自宅に帰ると、日赤長崎支部から召集電報が届き、諫早に続いて長崎市内の救護所に行くことになりました。この手記を書いた人は、そののち三十数年経っても、当時の女学校講堂の惨状が「昨日のことのように鮮明に浮かんでくる」と述べています。

被爆翌日の朝には、佐賀陸軍病院の救護隊が近くの長与駅に到着し、その中の救護看護婦の一部の人たちが、道ノ尾駅前の救護所で救護を開始しました。長崎市から運ばれた被爆者の悲惨な姿を見た看護婦たちは、看護衣に着替える時間を惜しんで、濃紺色の制服のままで応急処置を始めました。

その日の午後3時ごろに道ノ尾駅を通りかかった報道カメラマンが、被爆者を救護する看護婦たちの姿を撮影した写真が残っています。

まだ開通していない線路の上を歩いて長崎市内に入り、防空壕などにいた被爆者たちに応急処置をしましたが、翌日また行ってみると、ひとりを残して皆死亡していたこともありました。

10日には久留米陸軍病院の救護隊も到着し、やはり防空壕に残っている人たちに傷の手当てをしましたが、死亡者が多かったといいます。そうした中で「防空壕で出産に立ちあった看護婦もいたようです」と手記に書かれているのは、唯一の明るいできごとでした（「地獄絵のような長崎原爆」『続ほづつのあとに』）。

学校救護所での救護活動

日赤長崎支部では、被爆後すぐに自宅にいた救護看護婦と看護婦生徒に、非常召集の電報を出しました。長崎支部が採用した看護婦生徒は、大阪赤十字病院内の養成所で教育を受けていましたが、大阪市への空襲が激しくなったので、一時帰郷させていたのです。電報を受けとった人たちは、交通が混乱している中でも、ほぼ全員が支部に集まってきました。

支部ではこの人たちを市内の東部にある長崎経済専門学校（現・長崎大学経済学部）にできた救護所へ派遣しました、講堂や図書室にむしろを引いただけの救護所でしたが、重症者がつぎつぎに運

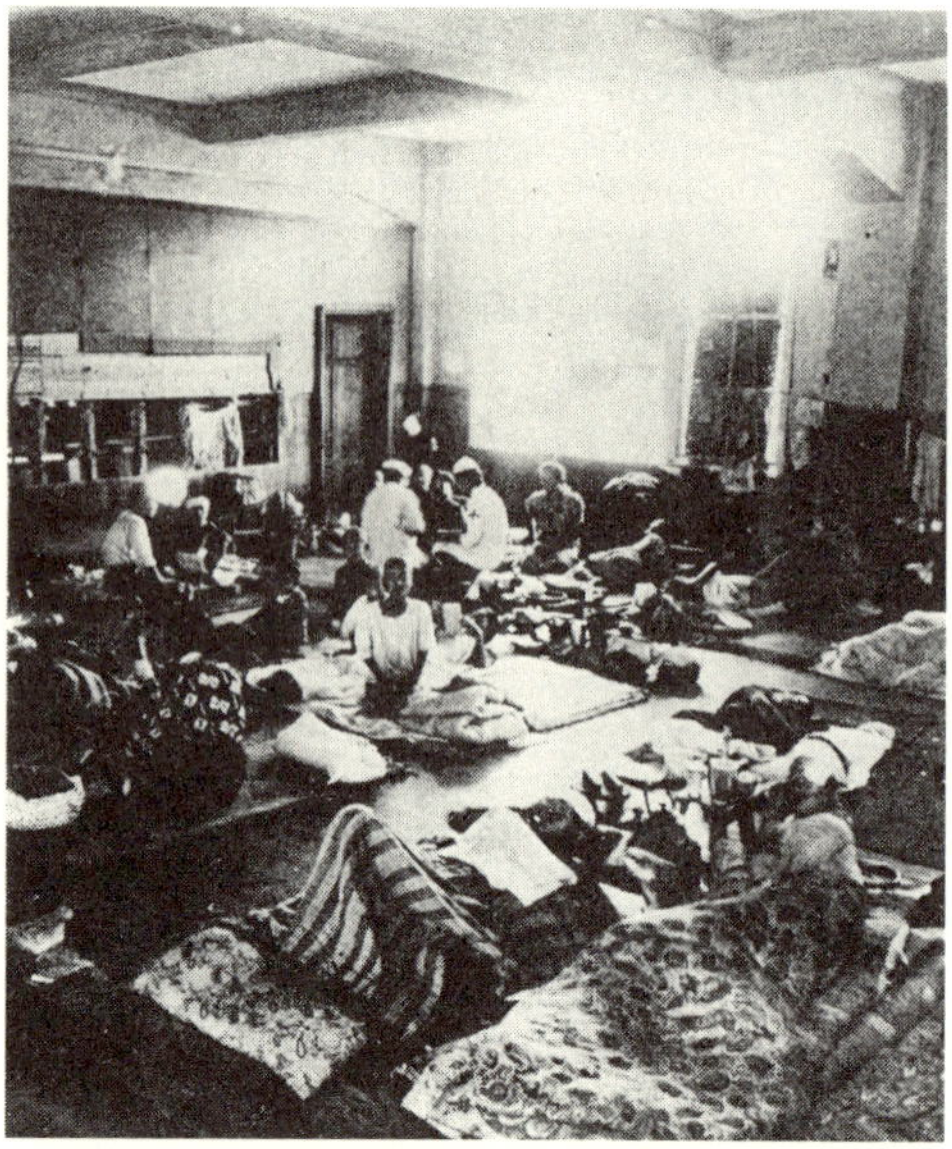

写真３　新興善国民学校特別救護病院での救護

ばれてきて、足のふみ場所もないほどでした。

被爆当時に応急処置を受けただけの傷口にはウジがたくさんわいて、ウジ退治がたいへんでした。さらに人びとを恐れさせたのが、原爆症の発症でした。

日がたつにつれて今まで外傷ひとつなかった人たちの髪の毛が抜け始めて、つるつる坊主になり、全身に斑点が出来た。そして下痢、高熱を出し、次々に死んでいった。（中略）一方病室では全身やけどの人がお産が近まり大変な騒ぎ。（中略）元気な子供のうぶ声が聞こえたときには本当にすばらしいことだと思った。

（「全身やけどで無事出産」『閃光の影で』）

長崎市役所の近くにある長崎市立図書館は、元新興善国民学校（小学校）があった場所です。その入口に、「特別救護病院の跡」と書かれた記念碑があります。ここは被爆当時、もっとも大規模な救護活動が行われたことで知られています。図書館の1階に救護所メモリアルホールがあり、当時の救護所のようすや、当時ここで活動した元救護看護婦たちの証言映像を見ることができます。

昭和前期の小学校（のち国民学校）は木造校舎が多かった中で、新興善国民学校は3階建ての鉄筋コンクリート造りで、爆心地から3キロ離れていました。しかし被爆とともに教室の窓わくははずれ、窓ガラスが小さな破片となって飛び散りました。部屋の中の物品は吹き飛ばされて、足のふみ場もないありさまでした。

この学校は緊急時の救護所に指定されていたので、傷ついた市民が続々と運ばれてきました。地元の医師による治療のほかに、近くの軍病院から、日赤救護看護婦を加えた救護隊が到着しました。長崎市出身の看護婦も加わっていて、焼け野原となった長崎市を見て驚きました。家族や自宅を失った人たちもいました。しかし、自分の受けた被害を考える暇もなく、すぐに被爆者の救護に加わりました。

この新興善国民学校の救護所には、長崎経済専門学校などで救護をしていた救護看護婦と看護婦生徒も移ってきました。わずか4カ月前に看護婦養成所に入学したばかりの生徒たちも、先輩の指導を受けながら、被爆者のいのちを救うために活動しました。当時、看護婦生徒だった人は、この学校救護所での体験を次のように記しています。

顔や背中が焼けただれ、皮下組織が壊疽《えそ》状態になった人がほとんどで、その傷の上をウジ虫がわがもの顔にはい回っていて、手当てをするたびに取ってはみたものの、人手不足のためにひとりだけに長時間かかっている暇もなく、傷の悪臭にハエが寄ってくる仕末です。

（「ローソクの灯で死亡解剖」『閃光の影で』）

この看護婦生徒は、死亡者の解剖の時にロウソクを持つ役目を初めて体験し、腸の中のウジがまだ元気に動き回っていたことを忘れないといいます。

救護看護婦の戦後

長崎市が被爆してから6日後に、長く続いた戦争が終わりました。しかし各地の軍病院に派遣されていた日赤救護看護婦たちは、すぐ自宅に帰ることはできませんでした。軍病院にいる多くの傷病兵の看護が続いていたからです。また広島や長崎の周辺では、市民の被爆者の看護も続きました。軍病院は12月から、国立病院として新しく発足しました。翌年になると、赤十字救護班の大部分が解散しましたが、看護婦はそのまま国立病院に勤めたり、他の病院に就職しました。

新たにできた日赤広島原爆病院（１９５６＝昭和31年開院）と日赤長崎原爆病院（１９５８＝昭和33年

開院）にも、被爆した時に救護をした看護婦が勤務しました。戦後十数年経っても体調不良が続く、被爆者たちの支えとなったのです。

戦後になって、看護婦の中にも体調不良になる人が出ました。被爆の日に市内にいなくても、あとから市内に入り、残留放射線の影響を受けて体調が悪くなった、救護被爆者に該当するからです。佐賀陸軍病院からの救護隊に加わって長崎市へ行ったある看護婦は、翌年になって体調が悪くなり、原因不明のまま永眠しました。当時はまだ原爆症の診断が明確でなかったのです。

広島市内で救護活動をしていた看護婦の中には、「原爆症との戦い」という手記を残している人もいます。被爆5年後に原爆症で入院し、その後も体調不良が続いたので、「私の半生は原爆症との闘いであった」と述べています。

その他の人たちも、病気になるたびに救護被爆の影響を心配しながら生活してきました。また被爆した人の結婚や育児についてのいろいろな流言も伝わり、被爆者を救護したことを誰にも言えない人たちもいました。

被爆者救護の体験記を残した元看護婦たちは、いずれも、長崎市のあとに第三の被爆都市が絶対に出ないことを望みました。広島市と長崎市が被爆してから70年以上たちましたが、核兵器の廃絶はまだ実現していません。その中で赤十字も核兵器廃絶への努力を続けています。

参考文献

「生き残った一人として」『いのちの塔　広島赤十字・原爆病院への証言』いのちの塔手記集編纂委員会刊、１９９２年
小林清子他編「閃光の中に友は逝った　広島のあの日」『ほづつのあとに　殉職従軍看護婦追悼記』アンリー・デュナン教育研究所刊、１９７７年
「忘れ得ぬ瞬間」『鎮魂の譜　日本赤十字社広島県支部戦時救護班史』日本赤十字社看護婦同方会広島県支部編・刊、１９８１年
「第百十二班　思い出の記」『鎮魂の譜』
雪永政枝他著「どす黒い雨」『きのこ雲　日赤従軍看護婦の手記』オール出版、１９８４年
「私も原爆当日、爆心地に入った救護隊員」『閃光の影で　原爆被爆者救護　赤十字看護婦の手記』日本赤十字社長崎県支部刊、１９８０年
日赤愛媛支部百年史編纂委員会編「一枚のハガキから」『日赤愛媛県支部百年史』日赤愛媛支部刊、１９８９年
「諫早海軍病院の思い出」『長崎原爆による救護の思い出　第三四六救護班活動記録』日赤熊本県支部刊、１９７７年
「口の中にまでウジ虫が」『閃光の影で』
小林清子他編「地獄絵のような長崎原爆」『続ほづつのあとに』アンリー・デュナン教育研究所刊、１９７８年
「全身やけどで無事出産」『閃光の影で』
「ローソクの灯で死亡解剖」『閃光の影で』

『あいち従軍看護婦の記録』あいち従軍看護婦の記録編集委員会編　日赤愛知県支部刊、１９８０年
守屋ミサ『従軍看護婦の見た病院船・ヒロシマ』農山漁林文化協会刊、１９９８年
泰山弘道『長崎原爆の記録』東京図書出版会刊、２００７年
ＮＨＫ取材班編『長崎　よみがえる原爆写真』ＮＨＫ出版刊、１９９５年
吉川龍子「１９４５年８月６日――広島被爆直後の赤十字救護看護婦の救護活動」「人道研究ジャーナル」第２号、日本赤十字国際人道研究センター、２０１３年
吉川龍子「１９４５年８月９日――長崎被爆直後の赤十字救護看護婦の救護活動」「人道研究ジャーナル」第４号、日本赤十字国際人道研究センター、２０１５年
飯島宗一他編『写真集　原爆をみつめる――１９４５年広島・長崎』岩波書店、１９８１年

第8章

満洲派遣日赤看護婦、ソ連軍侵攻と中国抑留の体験

山崎裕二

戦時救護の光と影

山崎　こんにちは。看護師志望の高校生の皆さんに大学のゼミナールを体験してもらう2日間の企画にようこそ。1日目の今日は「戦後、中国に抑留された日赤看護婦」というテーマで話をしま

す。日中戦争・太平洋戦争で召集され戦時救護に活躍した日本赤十字社（日赤）の看護婦の中には、皆さんとあまり年齢の違わない十代後半の人たちも多くいました。「お国のために」という純粋でひたむきな思いから従軍看護婦を志願し、厳しい教育や訓練を受けて勤務地へと向かったのです。派遣された時期や戦地によって救護の実態は多少異なり、そのことが看護婦たちの戦争への思いやその後の人生にも大きな影響を及ぼしました。戦争の初期は救護の苦労ばかりでなく異国での体験を楽しむ余裕があったことが回想録に書かれています。しかし、従軍看護婦の悲劇は、戦局の悪化とともに始まり、日本が無条件降伏を受け入れた敗戦後も続きました。輸送が途絶え、食料や医薬品が欠乏した中での傷病兵の看護や日常生活は、想像を絶するものでした。それゆえ、これから紹介する従軍看護婦の歴史は、敗戦後も帰国できない状況の中で起きた戦争の不条理を物語っています。今日は、当時の歴史資料や体験記などを読んでもらったり、質疑応答を交えたりしながら進めていきたいと思います。気軽に質問や発言をしてください。ところで、皆さん、看護の歴史に興味はありますか。

Aさん　小学生の時、ナイチンゲールの伝記を読んで看護婦の歴史に興味をもちました。

Bくん　自分と同性である男性看護師の歴史が知りたいです。

Cさん　ＴＶなどでよく取り上げられた従軍看護婦の歴史に興味があります。

山崎　ナイチンゲール、男性看護師［戦前と戦後しばらくは看護人と呼ばれていました］、従軍看護婦、いずれも戦争と深い関係があります。今日のテーマにも興味を持ってもらえそうですね。では話を始めたいと思います。なお、これから紹介する事例は旧満洲国に派遣された日赤看護婦が中心です。満洲以外の中国各地に派遣された日赤看護婦や陸軍看護婦の中にも抑留者がいたことを最初にお断りしておきます。

シベリア抑留の日赤看護婦

山崎　皆さんに質問です。シベリア抑留という言葉を聞いたことはありますか。

Cさん　授業で少し習いました。戦後、多くの日本人捕虜がシベリアに送られ、強制労働をさせられたことですよね。

Bくん　テレビのニュースか何かで見た記憶があります。亡くなった方の遺骨を今でも探しているという話だったと思います。

山崎　シベリア抑留とは、終戦間際の8月8日に日本に宣戦布告し、満洲に侵攻したソ連軍が、日本軍の武装解除後に民間人を含む日本人捕虜をソ連国内やモンゴルの収容所に送り、鉄道建設や炭鉱開発などの強制労働に従事させたことです。8月14日に日本が受諾したポツダム宣言の第9項には、「日本国軍隊ハ完全ニ武装ヲ解除セラレタル後、各自ノ家庭ニ復帰シ平和的且生産的ノ生活ヲ営ムノ機会ヲ得シメラルベシ」とあり、日本人捕虜の帰国は保障されていました。ポツダム会議に出席したソ連首脳のスターリンはこの宣言の内容を知っていましたが、それを無視し日本人捕虜を労働力として利用したのです。その数は57・5万人、そのうち飢えと寒さで5・5万人が死亡したそうです［厚生労働省の推計］。

Aさん　60万人近い日本人がシベリアに送られ、10人にひとりは亡くなったのですか……。

山崎　平和祈念展示資料館（東京都新宿区）のホームページで公開されているシベリア強制抑留者の手記の一部を紹介します。厳寒の収容所（ラーゲリ）での抑留体験は、私達の想像を絶するものです。

［収容所で強制労働に従事して：山崎補足、以下同様］3カ月を過ぎるころから栄養失調者が多くなった。上段のベッドからそのまま尻を出して下痢便をする者があっても、下段の者はこれをとがめることができない。こうなると入り口の片隅にあるむしろ囲いの部屋に収容され、何の手当てもなく、そのままにして置かれる。うつろな目は故郷の空を見ているであろうが「米の飯を腹いっぱい食べたい」と力なく言い残して死んでいった。[1]

Aさん　飢えと寒さが死亡者を増やしたのではないでしょうか。医療も十分ではなかったと思いますが、満洲の日赤看護婦はシベリアに抑留されなかったのですか。

山崎　史料が乏しいため詳しいことはよくわかっていないのですが、日赤看護婦も電話交換手やタイピストなどの女性たちとともに抑留されています。読売新聞の取材を受けて証言をされた元日赤看護婦の方もいます（２０１４年7月26日朝刊）。また、ＮＨＫ（ＢＳ１）でも「女たちのシベリア抑留」が放送されました（２０１４年8月12日）。

Bくん　読売新聞に紹介された高亀（旧姓・林正）カツエさんは日赤広島支部の看護婦さんで、ハバロフスク郊外の収容所や病院で抑留生活を送っています。

山崎　高亀さんたちの帰国は１９４７（昭和22）年6月で、1年10カ月の抑留生活でした。これは１９４７年から１９５６（昭和31）年（日ソ国交回復）にかけてシベリア抑留者の帰国が進んだことを考えると、比較的短い抑留期間だったといえます。

中国に抑留された日赤看護婦

Bくん　シベリア以外に抑留された日赤看護婦はいるのですか。

山崎　はい。実は、シベリア抑留者以上の数の日赤看護婦が満洲国滅亡後の中国に留用されているのです。

Bくん　留用と言われましたが、どういう意味ですか。

山崎　抑留は、強制的にその場に留めるという意味で、主にシベリア抑留、中国抑留という言い方をします。留用は、終戦後、満洲などにいた日本の軍人・軍属（看護婦など）や民間人を、その技術を活用するために八路軍（中国共産党軍）が雇用したことを意味する中国語です。先の読売新聞の続報（2014年10月18日朝刊）を読んでみてください。

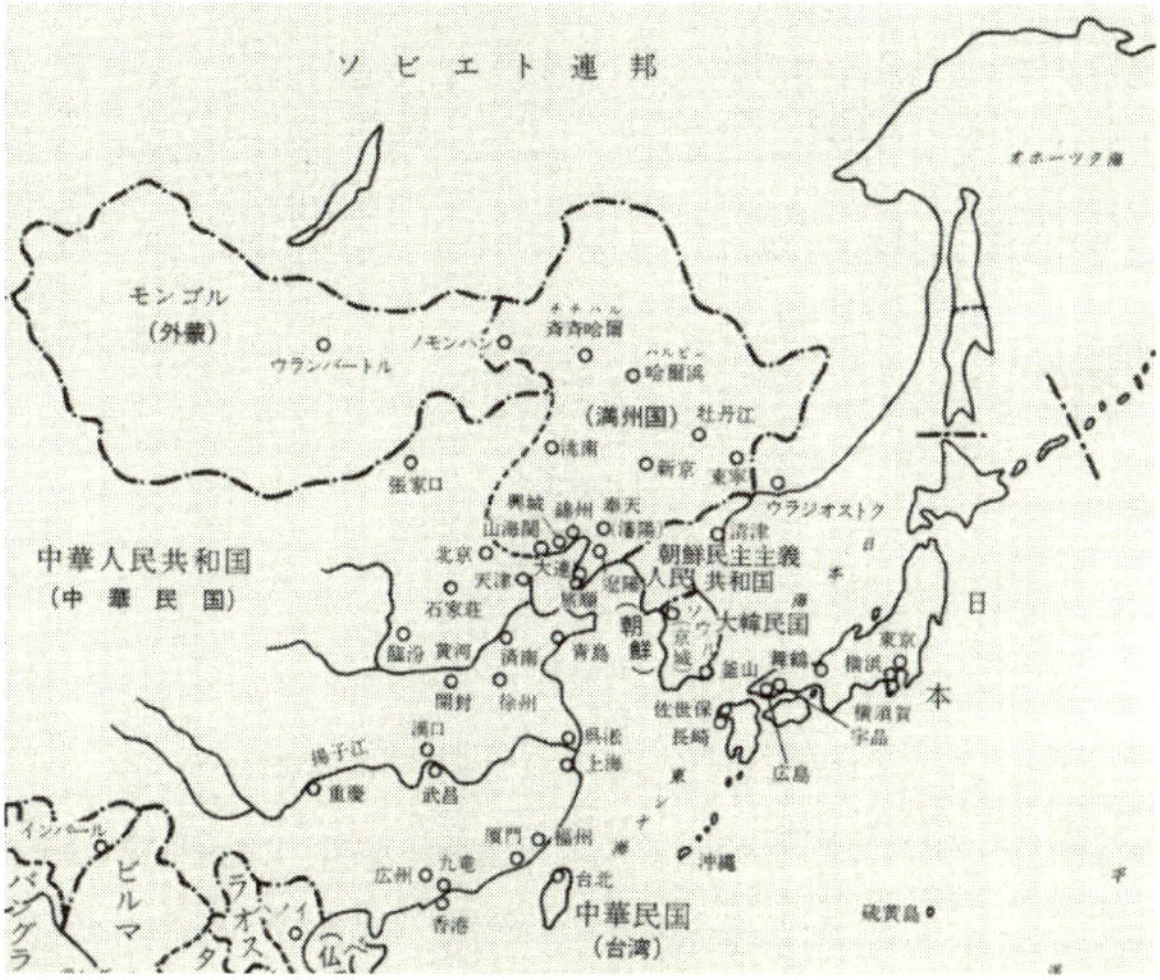

図１　旧満洲国周辺地図
（アンリー・デュナン教育研究所『ほづつのあとに　従軍看護婦記録写真集』メヂカルフレンド社より）

Aさん　中国に抑留された日赤看護婦がいたのを初めて知りました。その人たちはいつ日本に帰国できたのですか。

山崎　中国に抑留された日赤看護婦の帰国は終戦の1945～1973（昭和20～48）年と、人によって違いがあります。1937（昭和12）年7月の日華事変から1945（昭和20）年8月の終戦までに、日赤が国内、病院船および戦地の満洲、中国（華北・華中・華南）、南方（南太平洋、東南アジア）に派遣した救護班の合計は960班、そのうち満洲の救護班は62班でした。1945年末までに帰国（国内は帰郷）できなかった救護班は347班、そのうち満洲は

49班です。救護班全体と満洲派遣のそれぞれ帰国できなかった救護班の割合を計算してみてください。

Aさん　えーと、全体の割合は347÷960×100＝36・1％で、満洲はというと49÷62×100＝79・0％です。ということは、満洲の看護婦さんたちの帰国が遅れたことがわかります。

山崎　そうです。この割合を反対に見れば、救護班全体の日赤看護婦のおよそ3人に2人は終戦の年の12月末までに帰国（帰郷）できていますが、満洲の看護婦の場合、2割しか帰国できていないのです。また、別のデータからも満洲派遣看護婦の帰国が遅れたことがわかります。戦後、中国に抑留された日赤看護婦は、1953（昭和28）年1月時点で345人おり、同年3月に開始された第一次引揚げから1955（昭和30）年12月の第十二次引揚げまでで273人が帰国しています。その273人のうち256人が満洲派遣看護婦であり、全体の93・8％を占めます。なお、1955年12月時点でもまだ72人が帰国していませんでした。

Cさん　シベリア抑留の日赤看護婦より中国抑留の日赤看護婦の方が多く、しかも長く抑留されたのですね。それはなぜでしょうか。

ソ連軍の満洲侵攻後の苦難

山崎　よい質問ですね。その答えは後で皆さんに考えてもらいたいと思います。まずは、日赤看護婦が書いた体験記を史料として戦後の満洲の実態をみていきましょう。日中戦争の後半、満洲は中国や南方と比較すると、大きな戦闘もなく食糧事情も日本国内より良好でした。それが8月9日のソ連軍侵攻を境に生活が激変したのです。

ソ連兵が来ると時計や万年筆等、目新しい物は、すべて取られた。女とわかれば大変なので、ソ連兵の姿が見えると、毛布をかぶり、窓の外に飛び出して隠れた。［略］翌日暴動が起り、少ない食料を現地人が盗んで行った。[2]

Aさん　ソ連兵や暴徒化した現地住民から略奪を受けたのですか。ひどいですね。

山崎　確かにひどいですね。しかし、日中戦争中、日本軍も略奪や虐殺などを行っています。日本の敗戦とソ連参戦により満洲は一夜にして無法地帯になったのです。

重症患者を見捨てる

山崎　日赤看護婦が体験したのは略奪の被害だけではありません。陸軍病院で傷病兵の看護を行っていたのですが、ソ連軍が攻めてくるとわかった時、どうしたと思いますか。

Cさん　逃げたのではないでしょうか。

Bくん　でも入院中の患者さんがいたわけですよね。患者さんと一緒に逃げたのですか。

山崎　陸軍病院の軍医や衛生兵と一緒に傷病兵を後方（満洲南部）に移送しようとしたのですが、重症患者もいたので移送途中に多くの兵士の死を看取ったりしました。

患者の輸送は三日三晩、夜を徹して続けられました。［略］どうしても運ぶことの出来ない重症患者は、納得させて注射で永眠させたようです。注射を受ける人も、注射をする人もつらい事であったと思います。当時は、生きて捕虜になるよりも死を選ぶのが当たり前の事として受け止められる時代でした。[3]

Aさん　いのちを助けるための病院で重症患者を置き去りにしたとは……。足手まといの患者は見捨てられたということですか。

山崎　この証言にあるように、当時の日本軍には、「生きて虜囚の辱を受けず」（『戦陣訓』）という行動規範がありました。この規範の犠牲になった人がたくさんいたのです。日赤看護婦が軍医の命令に従い、薬物を注射して患者を死なせたという記録もあります。実は兵士だけでなく入院中の日赤看護婦も見捨てられています。

当時苦楽を共に働き、病に倒れて重症の身で動かす事の無理なKさんがいた。［略］「私の事は心配しないで早く出発して下さい」と泣きながら心とは裏腹に訴える。Kさんを残して病院を去らねばならなかった。［略］Kさんも軍の手によって、死への注射で若い青春のいのちを絶ったのです。[4]

Aさん　これが極限状態ということでしょうか。仲間を見殺しにせざるをえない状況……。今の私たちには想像もできません。

Cさん　いま東日本大震災のことを思い出しました。津波で流されていく家族を目の前にして助けたくても助けられなかった状況と似ています。

同僚看護婦の死

Bくん　ソ連軍から逃げる途中で亡くなった日赤看護婦は多いのですか。

山崎　正確な数はわかりませんが、同じ救護班の仲間の死に立ち会った日赤看護婦は多くいます。そのごく一部の証言を紹介します。

ソ連軍の追撃があり、ドカーンと爆音がしたかと思うとあとの車両が無くなっていたり、今しがた野戦病院で出会ったばかりの若い看護婦が爆死していたりしました。[5]

とうとう私も発疹チフスに感染し、気がついた時はもう2時間も過ぎていました。私は当時若かったし、何とか助かりましたが、同僚のひとりは亡くなりました。同期の仲間も4人殉職し、その遺体は延吉に残されています。[6]

1946（昭和21）年8月21日、日本人に引揚げ命令があり、飛び上がって喜びましたが、日赤看護婦はひとりとして帰国は許されず、11時、帰国される一般の方を見送りしたあと、昼食後はみんな泣いていた。その時「飲んだ」と大声で叫びましたので、N看護婦〔原文は実名〕が青酸加里をのみ、既に意識不明になっているのを知ったのです。医師の指示により、あらゆる処置を尽しました。祈る様な願いもむなしく帰らぬ人となりました。[7]

Cさん　自殺した方もいるのですね。戦死より病死のほうが多いのですか。

山崎　食料や医薬品などの補給が途絶え、栄養失調になり病気になった人が多かったのです。自殺の背景には、ソ連軍侵攻後、軍医や婦長からいざという時のための青酸カリ（毒薬）が配られていたことがあります。

国民党軍の支配下での留用と暴行被害

山崎　日本の敗戦後、中国は蔣介石の国民党軍と毛沢東の八路軍（共産党軍）が戦う内戦状態となりました。これを国共内戦と呼んでいます。1946（昭和21）年4月、満洲からソ連軍が撤退を開始しましたが、その結果、満洲が国共内戦の主戦場となり、その後さらに華北、華中に広がったのです。内戦の中で国民党軍による日赤看護婦の留用や暴行もありました。

私達は、奉天中央病院で、蔣〔介石〕主席の直系軍の傷病者の看護に当り、ここで働くこと4カ月、私達の班の窮状が認められ、留用を解かれることとなりました。〔略〕1946年11月7日、米海軍の軍艦で博多港に帰還したのでした。[8]

ある日曜日に、中国兵〔国民党軍〕が私の部屋につかつかと入ってきて私に挑みかかって来ました。私は、その中国兵を突き倒して、兵隊さん達の部屋へ飛び込んだのですが誰もいない。[9]

Aさん　日中戦争が終わったにもかかわらず、どうして中国で内戦が始まったのですか。

山崎　戦争中は抗日戦争として国共両軍が協力して日本軍と戦ったのですが、戦争に勝利し共通の敵がいなくなった結果、やはり政治的立場の違いが大きいこともあり、中国統一に向けた主導権争いの内戦が開始されたわけです。

Bくん　少しわかりかけてきました。満洲に派遣された日赤看護婦の帰国が遅れた理由が……。満洲では、8月の終戦は、日中戦争の終わりであって、また新たな国共内戦という戦争が始まった。だから、すぐには帰国できなかったのではないでしょうか。

山崎　するどい推理ですね。そのとおりです。満洲は日本が侵略し近代化（工業化）を推進していたため、国民党や共産党にとって魅力的な地域だったわけです。また、武装解除した日本軍の武器弾薬などを獲得することも内戦に勝利するために必要でした。そして、そのような物的資源だけじゃなく……。

Cさん　当時、中国側からみると日本人医師や看護婦は優秀な医療技術者だったわけですね。だから、日本に帰国させるより自分たちのために働いてもらうことを望んだ。

山崎　そうです。人的資源として活用しようと考えたわけです。では、実際に日赤看護婦がどのように留用されたか、日赤の史料をもとに見ていきましょう。

八路軍による留用の経緯

山崎　戦争中に書かれた救護班の「業務報告書」が日赤に保管されています。朝日新聞（2008年8月31日朝刊）でこのことが報道されました。私たちの共同研究もこの記事が発端となっています。「業務報告書」は毎月、勤務地から日赤本社に提出されたのですが、満洲派遣のほとんどの救護班の最後の提出は終戦直前の6月報告書です。

Bくん　6月までの報告書しかないのは、8月のソ連軍侵攻の影響でしょうか。

山崎　そうでしょうね。勤務した陸軍病院から撤退する時、病院の重要書類等は焼却していますから。その代わり、日本に帰還後、ソ連軍侵攻前後から帰国までの「総報告書」を提出した救護班がありました。その報告書の中から八路軍留用の経緯が書かれた文章を紹介します。まず、第262班（長

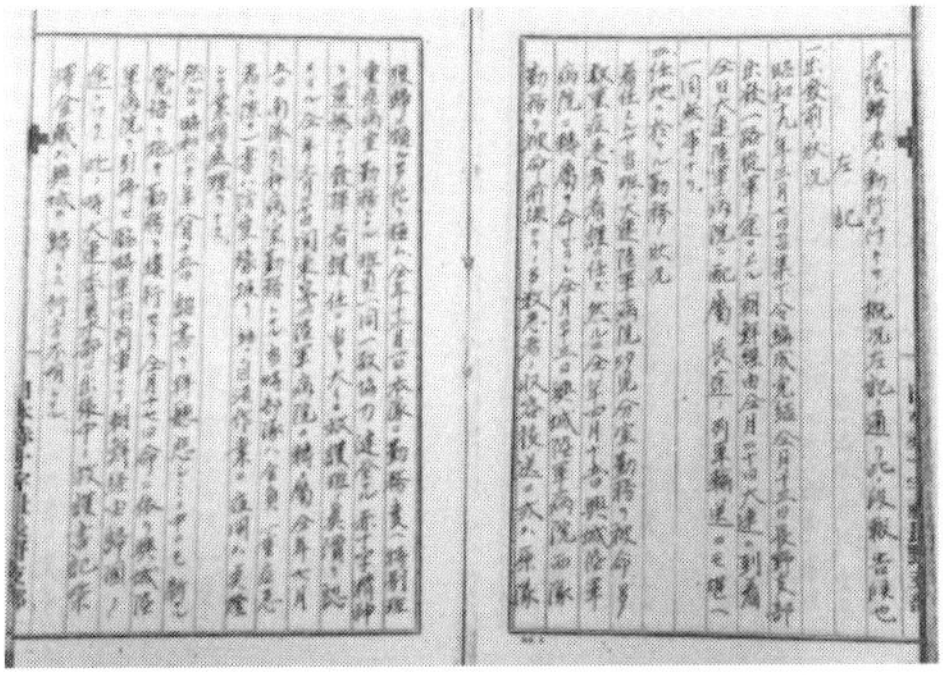

写真1　第262班（長野支部）総報告書
（日本赤十字社所蔵）

野支部）のケースです。同班は8月17日に興城陸軍病院を引き払い、臨時軍用列車に乗り朝鮮経由で帰国しようとしましたが、19日に安奉線宮ノ原駅到着後、朝鮮通過が不可能とわかり、同地に病院を開設しました。その後、八路軍の支配下におかれ外出を禁止されたため、戦傷病者の看護に従事したそうです。少し長いですが報告書の一部を紹介します〔原文はカタカナ表記の漢文調ですが現代文に直し、下線を付け、看護婦の実名は匿名化しました〕。

１９４５（昭和20）年12月10日になり突然、八路軍が侵入してきて部隊は解隊させられた。１９４５年12月10日、看護婦A、B、C、D、Eの5名は八路軍の政治部医務室勤務を命じられ連行された。同日、家族診療係であったF、G、Hは部隊の職員家族と共に、使丁Iは部隊男軍属と共に民家に移った。残った看護婦長J以下15名は八路軍保安隊本部に監禁され、12日に八路軍第一後方病院に送られ病院勤務を命じられた。その後、八路軍の戦傷病者の看護に従事した。離班した班員は事情の許すかぎり連絡を取り合い、同地を離れないように努めていたが、１９４６（昭和21）年2月11日頃、前記Aの外5名の看護婦は八路軍に伴われて海龍に行った。その後の消息は不明である。さらに3月21日頃、八路軍が鳳城に退却する計画を知り、前記の第一後方医院勤務のJ婦長以下15名は病院を脱出し、それぞれ民家に隠れた。しかし、K、L、M、Nは八路軍に捕えられ、同軍に伴われて、鳳城に行った。それ以降、OとGは八路軍に従い、それぞれ海龍と田師府に行った。その後の2人の消息は不明である。この頃、使丁I

も八路軍に従い鳳城に行った。八路軍が山地へ退却したのち、国民党軍の占領下に入り、状況は多少よくなったが、救護班は自然解体の形になってしまい、各自が自衛の道を取らざるをえなくなった。[10]

Aさん　1945（昭和20）年12月以降、同じ班の看護婦がバラバラになっています。八路軍に連行・監禁されたり、部隊職員家族と民家に移ったり……。

Cさん　最初に八路軍に連行された看護婦たちとは、連絡が取れなくなっています。

Bくん　八路軍に留用されたJ婦長グループは、八路軍の退却前に勤務を命じられた病院を脱出し市内の民家に隠れたが、そのうち4人は見つかって八路軍に連れて行かれた。八路軍が退却した後に国民党軍が入ってきた時には、もう第262班はなくなっていた。

山崎　そのとおりです。この史料からわかるように、第262班の看護婦は、内戦状態にあった八路軍と中央軍（国民党軍）の支配下に置かれ、離散、監禁、脱出・捕獲、留用、帰国、抑留継続といった多様な体験をしたことがわかります。次に、第271班（群馬支部）のケースを見てみましょう。

1945（昭和20）年11月5日、ソ連軍が撤退し、中国共産軍（八路軍）が進駐してきた。日本の部隊、ソ連軍の残留患者、八路軍、共産系保安部隊等が混在したため状況が混乱し、一時はこの先どうなるか心配であった。〔略〕11月下旬、奉天に撤退することになり、警備隊長兼軍医将校（李という名の女軍医将校）から日本軍の衛生部員（看護婦を含む）数十名の衛生業務援助者を求められた。その理由と契約内容は以下の通りである。理由　中国共産軍の衛生施設はたいへん貧弱なものであり、これを完備するには中国や満洲の婦女子を養成することが必要である。そのための指導者として衛生将校と優秀な看護婦が必要である。　契約　一、期間1カ月　一、看護婦の待遇は将校と同等　一、看護婦の身上については李将校自ら監督を行う。[11]

Cさん　先の第262班と違って、八路軍の女性軍医から留用の理由や条件などの説明を受けていますね。

山崎　最初は期間1カ月という条件でしたが、同班の解散日は1946（昭和21）年11月ですから、結局1年間は留用されたのです。しかも、同班の看護婦6人は1953〜1955（昭和28〜30）年にかけて帰国していますから、人によって留用期間に差がでたことがわかります。最後に、第272班（北海道支部）のケースを紹介します。

1945（昭和20）年11月11日、ソ連軍は南満洲からの撤退に際し重症患者を残し、旧日本軍の部隊長以下部隊の主力はソ連軍と共に北方に移送され、残留者は八路軍に引継がれた。残留部隊は看護婦が病院の主力となり、八路軍の戦傷患者の収療に努めたが、12月20日、病院管理の八路軍と交代する際、当班（第272班）の臨時救護看護婦Oは他の職員十数名と共に拳銃の威嚇を受け、ついに八路軍に拉致され行方不明となった。[12]

Bくん　これは第271班と大違いですね。拳銃で威嚇して有無を言わさず拉致したなんて。同じ八路軍でも留用のやり方に差があったことがわかりました。

山崎　この班の解散は1946（昭和21）年10月ですから、八路軍に拉致されなかった看護婦たちは1年後に帰国できています。同班の看護婦で1953〜1955（昭和28〜30）年の帰国者は1名なので、この史料に名前のあるOさんがその1名ではないでしょうか。

Cさん　その他職員十数名と一緒とはいえ、看護婦は1名だけだったとすると、とても心細かったのではないでしょうか。

山崎　最初、グループで留用されたとしても、徐々に分散勤務になったケースが多いです。日本人の仲間が多いと管理上問題が出るかもしれないと八路軍幹部は考えたようです。

Aさん　八路軍に留用された経緯が三つの班の事例を通して、具体的にイメージできました。それにしても「総報告書」という史料が残っていたから、このような事実があったことを戦後70年が過ぎた今でも、私たちは知ることができるのですね。

山崎　そうです。歴史研究にとって史料はとても重要です。私たちも朝日新聞の記事がなければ、業務報告書の存在を知らないままだったと思います。

体験記に書かれた八路軍での留用生活

Bくん　「総報告書」には日赤看護婦がどのような留用生活を送っていたのか書かれているのでしょうか。

山崎　残念ながら「総報告書」にはほとんど留用生活の詳しい実態は書かれていません。そこで私が史料としたのは留用された看護婦の体験記（手記・回想録）です。日赤看護婦や陸軍看護婦などの従軍看護婦と呼ばれた人たちは戦後、自分達の体験を後世に伝えるために体験記を出版してきました。これらの中に中国留用生活の実態を詳しく書いたものがあります。今回は、『日本赤十字従軍看護婦』と『日本赤十字従軍看護婦・2巻』を紹介します。ほとんどの方が実名で証言をされた意思に敬意を表したいと思います。

留用受け入れの思い

山崎　次の文章は、日赤看護婦が留用を受け入れた典型的な思いが書かれたものです。

１９４６（昭和21）年2月、八路軍より看護婦提供の要請があり、当時部隊には大勢の職員、患者がおり、この人達の安全と病院部隊の存続のため、看護婦5名が派遣される事となり、私達はその命に従って八路軍の下に身をおくこととなりました。この時の使命感としては、終戦時の天皇陛下のお言葉「堪え難きを堪え、忍び難きを忍び」の言と陛下御自身は、私達以上に苦しい御心境であろうと察し、また赤十字精神の「彼我の別なく患者を救護する」と言う精神に支えられての出発でありました。[13]

Cさん　自分たちが留用を受け入れることで他の日本人を救えるという使命感が強かったのですね。その支えが天皇の言葉や赤十字精神であった。

山崎　精神的支えに関してはやはり戦前の教育の影響が強かったと思います。また、八路軍は軍律が厳しく略奪や暴行などが少なかった点や、食料・衣服・宿舎が提供されるといった生活上の利点を理由にあげた看護婦の体験記もあります。しかし、先の「総報告書」にもあったように、銃で脅されて否応なくという看護婦もいました。

１９４６（昭和21）年5月、八路軍に引率され、無理やり汽車に乗せられた。私達の背後には銃が突き付けられ、少しでも振り向くことは出来なかった。八路軍と共に遠くノンヂャンに移動、この時から完全に八路軍の従軍看護婦として勤務させられた。反抗すれば銃でうたれるという恐怖心で、常に警戒心を持って行動した。日本に帰してくれと幹部に直訴したが、聞き入れてもらえなかった。[14]

留用中の看護婦としての仕事

Aさん　そうして受け入れざるを得なかった留用生活ですが、実際どのような仕事をしていたのでしょうか。

山崎　満洲の陸軍病院時代と違うのは国共内戦による戦傷者が多かった点でした。どちらかというと、内科より外科の看護で日赤看護婦が活躍したようです。

１９４７（昭和22）年か１９４８年頃、中共軍と共に、中国南方戦線へ手術隊の一員として派遣され、前線の負傷兵の手術にあたる。戦場を転々とするので、手術時は電灯は勿論なく、カーバイトのあかりで、夜昼つづく激務のため、発疹チフス後の快復も充分でなかった私は、栄養失調で、二十歳後半で歯が次々と抜けました。[15]

看護婦は技術者として、当時の八路軍に留用されました。どうしてなのか、私ひとりだけ前線勤務となり、言葉も判らないので嫌だと思いましたが、「言もかよわぬ仇までもいとねんごろに看護する、心の色は赤十字」と婦人従軍歌を口ずさみながら、誠意を持って、中国看護婦の指導や、内科患者の診療、又骨折や簡単な手術などの外科治療などをしておりました。[16]

朝鮮戦争〔1950～53年〕が始まり、日本人の技術者は中国の方に移動されられた。〔略〕それから石家荘、那台、邢動、安陽と移動し、落ち着いた所が河南省新郷という所でした。昔の病院らしい建物で、ここで中国人を看護することになった。私達が看護のことで中国人に注意しても、基礎的に技術水準の低い中国人は素直に聞き入れず、逆に「日本鬼子」と言って馬鹿にされ、本当に悔しい思いをしました。[17]

1946（昭和21）年2月、雪の中鳳城へ移動、ここは病院らしい建物でなく、学校であったように思います。仕事は患者を収容し治療、看護で、早朝から包帯の交換、朝食後はガーゼ包帯の洗濯、消毒などでした。[18]

私達は中共軍と共に前線基地熊岳城に野戦病院を開設した。近くで砲弾の音が聞える中で、重症患者を受け持ち、治療に看護にと息つく暇もなく働いた。[19]

私達の捕虜収容所はソ連軍から中共軍へと引き継がれ、その支配下になりました。〔略〕中共軍は中国人民解放軍となっていましたが、私はその一兵士として前線行きとなりました。〔略〕ある時、数名の日本人の衛生兵、看護婦が呼ばれ、簡単なテストを受けました。それは医師としての仕事をさせるための人選だったのです。数日後に私を含めた何人かが呼ばれました。「ほとんど全員が合格したから」との理由で、それぞれ別れて医師として、もっと前線へ行く事になってしまったのです。[20]

Bくん　前線というのは戦場の近くなのですか。

山崎　国民党軍との戦場の後方で負傷兵が運ばれてきたらすぐに手術や治療ができる場所で勤務しています。八路軍には医師が少なかったこともあり、日赤看護婦が医師のように治療や手術を行ったケースもあったようです。

看護の合間に行われた共産主義教育

Aさん　留用中はずっと八路軍の傷病兵の治療や看護をしていたのでしょうか。

山崎　八路軍だけでなく捕虜になった国民党軍の傷病兵や戦地周辺住民への治療・看護も行っていました。また、中国人の看護婦見習いを指導しています。さらに、農村地帯では生産活動も行い、患者が少ない時は八路軍の幹部などによる共産主義教育を受けました。

共産軍はみんな自給自足で、軍が農地を開拓、残飯で豚を飼っては収益をあげ、その余りが私達にまわってくるのです。みんな懸命に働きました。私達も看護の合間に農場で働くわけです。奥地にゆけば行く程何もなく自給自足の生活でした[21]。

残留者の思想的教育は根本的に覆えされた。レーニン主義の勉強はつらく思った。生きるためには思想的批判にも耐えた。でも長年身に染みついた昔の考え方は簡単に変わる事は出来なかった。批判に負けて死を考えた事もあった。特に階級制の強かった赤十字救護員に対する批判は強かった[22]。

牡丹江では防空学校の診療所に勤務した。ここでは勤務より学習が主で、時間さえあれば集合がかかり、毛沢東思想の教育でした[23]。

衣食住も言語も違った異国人との生活は、恐怖と不安とそして不自由な毎日でした。［略］

機会があれば逃亡を考え、ある時、旧満洲から中国に向う汽車の中から救いを求めた手紙をホームに投げたこともあり、また、婦人従軍歌を歌って涙にくれたこともありました。友からの手紙の内容に反革命的なことが書かれていたため、私もスパイではないかと怪しまれ、胸に拳銃を突き付けられて尋問されるという恐ろしい経験もしました。[24]

Bくん　戦前の軍国主義教育を受けた日本人にはつらいものがあったのでしょうね。

山崎　そうですね。ましてや移動の先々で階級闘争の結果として大地主や資本家などが公開裁判にかけられ、処刑される場面を見るとなおさらだったと思います。しかし、一方で、八路軍の幹部、兵士、医師、看護婦、調理人などのメンバーが対等に話し合える民主的な関係に魅かれた人もいます。また、そのような八路軍とともに生活をして、戦前の日本の教育の矛盾に気づいた日赤看護婦もいました。

〔戦時中〕新京での看護婦宿舎のすぐ近くに、中国人が沢山住んでおりました。バラック建てで、自分達でひろい集めた材料で作られた、小さなつぎはぎだらけのもので、〔略〕当時は、中国人が自分の土地に住んでいながら、どうしてこんなに貧しい生活をしなければならないのか考えようともしませんでした。軍国主義の教育は、現実を見極め、善悪の判断する能力にも欠けておりました。[25]

最初の頃は、文盲の多い文化程度の低い中国人や八路軍を軽蔑していた私達でしたが、彼等から人間としての一番大切なもの、それは日本人も中国人も朝鮮人も皆平等であり、世界中の人種が相手を尊重し、お互いを理解し合い仲良くして行かねばならぬ事を、共に生活してゆく中で肌で教えられました。[26]

Aさん　自分たち日本人の中国人に対する偏見・差別に気づかれたのですね。

山崎　留用生活を通して、人種を超えた相互理解の必要性に気づかれたのだと思います。相互理解、平等、平和、民主主義といった価値を学んだといえます。

中国各地を転々とした留用生活

Bくん　留用生活は移動が多かったようですが、それはなぜですか。

山崎　国共内戦の初期は国民党軍が優勢で、八路軍はソ連国境に近い中国東北部の周辺部に退却しました。しかし、形勢が逆転した後は、中国東北部を制圧し、華北から華中・華南へと転戦しながら共産党の解放区域を拡大していったからです。

1953（昭和28）年5月、帰国するまでの約10年間、中国東北部から中国本土の広西省までの長い道を中国人民解放軍と行動を共にした。[27]

1946（昭和21）年2月、雪の中鳳城へ移動、〔略〕一ケ所に落ち着くことなく、安東、寛甸、桓仁、通化、林口経由で長白山へと、膝まである雪の中を7時間も8時間も坂道を登ったり、ある時は川の氷の上をはって渡ったこともありました。〔略〕1948年（昭和23）4月、二道江、通化から安東市の旧満洲鉄道病院へと移動したのです。〔略〕1950（昭和25）年2月、天津旧陸軍病院の中国解放軍々医大学附属病院へ勤務することになった。そして、1952（昭和27）年8月再び移動し、新京市吸県療養所第3分院に勤務しました。ここで帰国通知を受けました。鄭州、武漢、上海を経由して、1953（昭和28）年7月7日白山丸にて舞鶴港に上陸し、無事に帰国することが出来ました。[28]

過酷な留用生活の支え

Cさん　長くてつらい留用生活の心の支えになったのはなんだったのでしょうか。

山崎　次のような日赤看護婦の証言を読んで考えてみてください。

色々と考えて来て思うことは、自然の流れに逆らってはいけない。私は自分から進んで赤十字へ、そして野戦へと志したのではないか、赤十字とは、博愛とは、これは国境を越えた愛ではないか、そうであれば何事もこぼすまい。この中国人の看護に全力を注ごう。そう思った時、パッと気持ちが明るくなり、その後の仕事に張りが出て来るのでした。[29]

ソ連軍隊が引き揚げたあと、中共軍の患者を看護しながら中国語をおぼえ、時には若い娘さんに看護婦の仕事を手伝ってもらいながら、看護婦教育をして来ました。こんな時、私のささえになったのは赤十字精神でした。「四方の国　睦みはかりて〔親しくし〕救はなむ　幸なき人の　幸をえつべく」と歌いながら、日赤救護看護婦の使命感に支えられて生きてこられたことには感無量の思いです。[30]

1950（昭和25）年、日本から戦後始めての便りが届き、差出人は父の名前でした。夫は4年前に病死をしていました。子供は皆無事であると判りましたが、皆に逢える日を楽しみに、苦労に耐えて生きて来たのに、と悲しく涙がこぼれました。〔略〕1953年（昭和28）8月、帰国が許され、漢口から引揚船の高砂丸で舞鶴港へと。〔略〕10年ぶりで、中学2年、小学5

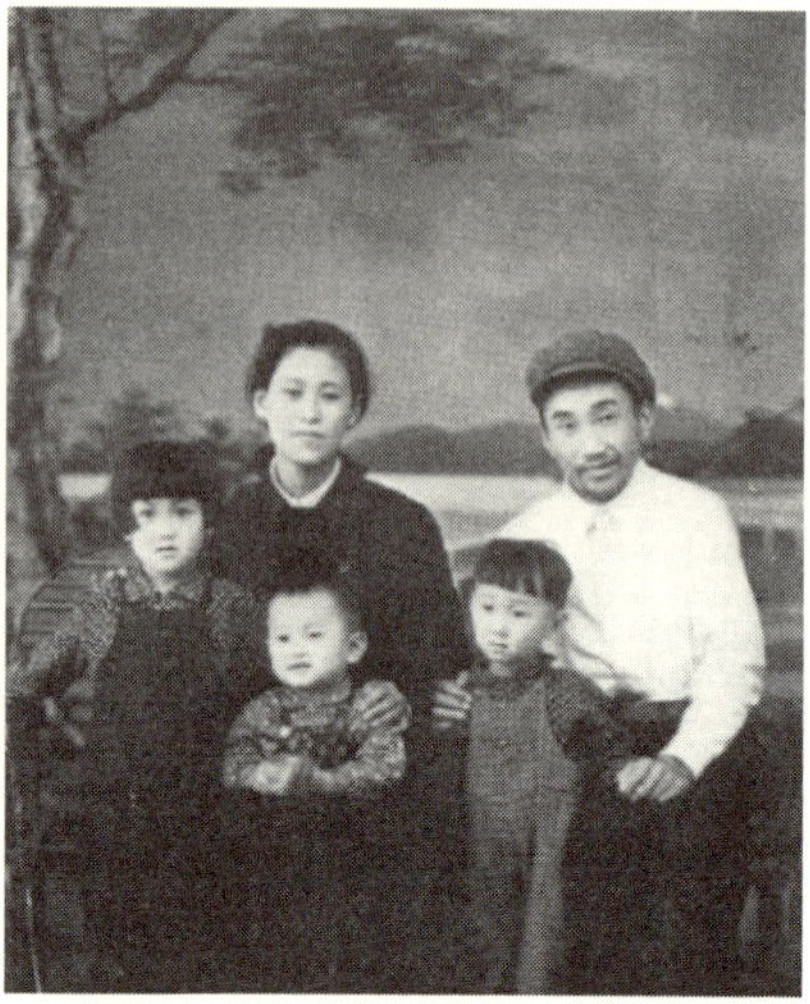

写真3　長沙の写真館にて（1952年）
（宮下美代子『晨なき春秋』日本看護協会出版会より）

年の子供に逢ったとたん親子はしっかりと抱き合って、声もなく泣き笑いしました。[31]

　19歳の年に初めて北満のチチハルに来てもう7年。26歳をすぎて今、中国の南端近くにまでたどりついた。そして、一心に自分を捨てて御国のために御奉仕していた一途な気持ちから、次第に〝女のしあわせ〟を感じとるところまで到達したのである。それは、無心に遊ぶ3人の子供達によって、いつのまにか私の心にもたらされた幸福感というのか、ふんわりとふくらんだ満足感なのだ。[32]

（写真3）

Cさん　博愛という赤十字精神を支えに、戦争中は敵であった中国人に対しても気持ちを切り替えて「敵味方の区別なく」という看護を実践されたのだと思います。

Bくん　夫は亡くなったけれど、日本にいる子どもや家族にまた会いたいという思いが支えになったのだと思いました。

Aさん　抑留中に結婚をして家族ができたことで、頑張ろうという気持ちがより強くなったのではないでしょうか。

山崎　つまり人間的な絆を感じることで気持ちを強くしていたということですね。

帰国後の偏見・差別や苦難

Cさん　大変な苦労をして帰国できた日赤看護婦はとても嬉しかったでしょうね。

山崎　そうですね。しかし、同僚の死を体験した日赤看護婦の思いは複雑だったと思います。そして、帰国後、厳しい現実にぶつかった人たちもいました。

１９５８（昭和33）年、それこそ14年ぶりにやっと帰国した私達を待っていたのは、就職難（年齢制限25歳、中共帰りだから）と生活苦であり、その後夢中で働き、十数年間が過ぎました。[33]

軍人には恩給があって、なぜ私達赤紙で召集された看護婦には何の恩恵もないのかと、国会に請願運動が始まったのはこの頃［夫が死亡した１９７４年］からです。１９７６（昭和51）年、国会請願に行った時は、恩給局で「貴方達は公務員ではない」の一言でした。［略］僅かの慰労給付金に甘んじています。年老いた昔の看護婦が、全国で兵に準ずる恩給をと、一日千秋の思いで待っております。[34]

Bくん　十数年ぶりにやっとの思いで帰国したにもかかわらず、「中共帰り」「共産主義者」などの偏見・差別を受けたのですか。ご本人たちには何の罪もないのに……。

山崎　帰国された1955（昭和30）年前後というと、世界は東西の冷戦状態にあり、日本では1955年体制が始まり自民党政治による保守主義が強まっていった時期です。こうした国内外の政治状況と同時に、戦前の反共産主義感情がまだ国民の中に根強かったのだと思います。中華人民共和国の建国（1949年）、レッドパージ（共産党員などの公職追放、1950年）、朝鮮戦争（1950〜53年）などもありました。戦後の補償金に関しては、日赤看護婦は軍属でしたが軍人恩給制度の対象にはならず、手厚い保障を受けられませんでした。日赤看護婦の運動により1979（昭和54）年から「従軍看護婦への慰労給付金支給事業」が実施されたのですが、帰国同様にずいぶん遅い戦後補償となったのです。1981（昭和56）年からは陸海軍看護婦にも支給されるようになりました。

日赤看護婦の抑留の歴史を学んで

山崎　そろそろ今日のゼミナールの終了時刻になりました。最後に、感想や意見をお聞かせください。

Aさん　日赤看護婦の戦後の抑留体験について詳しいお話を聞いて、知らないことばかりで驚きました。もし私だったらとても耐えられなかったと思います。抑留された看護婦たちは、最初は、「他の日本人のために」「銃で脅されてしかたなく」という気持ちで中国人の救護を始めたのかもしれませんが、国が違っても目の前の苦しんでいる患者さんを救いたいという気持ちは同じなんだということに気づいたから、つらく長い抑留生活に耐えられたのではないでしょうか。そうした日赤看護婦の抑留の歴史を忘れてはいけないと思いました。そのために今の私にできることは限られていますが、まずは家族や友人たちに今日の話を伝えます。

Bくん　今まで8月15日に戦争が終わったというイメージが強かったのですが、それは間違いで、8月15日以降もまだ戦争が続いていたことがわかりました。戦地にいた日本人が帰国できたのはとても幸運なことで、帰国できずに中国の大地に今も眠っている人がいるということは、まだその人や遺族にとって戦争が終わっていないのだと思います。国家と国家の争いである戦争を前にしたら、個人の存在はとても弱いです。でも、看護は国籍や人種を乗り越えることのできる仕事だと感じました。

Cさん 従軍看護婦に興味があったのですが、日赤看護婦は、戦前は日本軍に、戦後はソ連軍や中国の国民党軍や共産党軍に従軍したことを知りました。それぞれの看護には違いもあったと思いますが、共通するのは患者さんを救いたいという思いだったのではないでしょうか。それは今日、世界各地で医療救援活動を行っている看護師などの医療者にも共通する思いだと思います。私は将来、そうした活動に参加したいという夢があります。抑留された日赤看護婦の歴史を時々思い出して頑張ろうという気持ちがわいてきました。

山崎 皆さんが今日のゼミナールに参加して、日赤看護婦の中国抑留の歴史を知り理解するだけでなく、現在や未来につなげることの大切さを学んでくれたことを大変うれしく思います。日赤看護婦を取り上げた最近の文献の中には、長期にわたる中国抑留体験について触れていなかったり[35]、ごくわずかしか記述していなかったりしています[36]。シベリア抑留と中国抑留は基本的に「強制労働」という点で共通していると考えます。表面的な悲惨さに目を奪われて本質的問題を見逃してはいけないと思います。ではまた明日のゼミナールでお会いしましょう。

参考文献

1　岡本昇「生き抜いて祖国へ」『シベリア強制抑留者が語り継ぐ労苦（抑留編）第1巻』（http://www.heiwakinen.

jp/library/shiryokan/yokuryu01.html)
2 高谷や江の「二度と戦争は嫌だ」『日本赤十字従軍看護婦・第2巻』元日赤従軍看護婦の会、1988年
3 佐野登美子「第633救護班のこと」『日本赤十字従軍看護婦・第2巻』
4 横内芳江「友を思う」『日本赤十字従軍看護婦・第2巻』
5 上野初子「34年目の遺書より」『日本赤十字従軍看護婦』元日赤従軍看護婦の会、1985年
6 川口チヅ子「戦争は悲惨で恐ろしい」『日本赤十字従軍看護婦』
7 作本シス井「すぎし日の想い出」『日本赤十字従軍看護婦・第2巻』
8 中山ハルエ「従軍記」『日本赤十字従軍看護婦』
9 岩本静子「従軍記」『日本赤十字従軍看護婦』
10 第262班（長野支部）戦時業務報告書（総報告書）
11 第271班（群馬支部）戦時業務報告書（総報告書）
12 第272班（北海道支部）戦時業務報告書（総報告書）
13 木下玖仁「戦争体験手記」『日本赤十字従軍看護婦』
14 岡山利子「つらく悲しかった十年」『日本赤十字従軍看護婦・第2巻』
15 北原トヨ子「全盲になって」『日本赤十字従軍看護婦』
16 岡松八千代「世界の平和を願って」『日本赤十字従軍看護婦』
17 岡山利子「つらく悲しかった十年」『日本赤十字従軍看護婦・第2巻』

18 森岡静子「私の戦争体験を思いだすままに」『日本赤十字従軍看護婦・第2巻』
19 高谷や江の「二度と戦争は嫌だ」『日本赤十字従軍看護婦・第2巻』
20 菊地静子「流転の青春時代」『日本赤十字従軍看護婦・第2巻』
21 岡マツ「長い21年間の救護活動」『日本赤十字従軍看護婦』
22 原田スミ子「私と戦争」『日本赤十字従軍看護婦』
23 岡山利子「つらく悲しかった10年」『日本赤十字従軍看護婦・第2巻』
24 徳永信子「終戦記念日に憶う」『日本赤十字従軍看護婦・第2巻』
25 村松吉子「再び戦争を起こさないために」『日本赤十字従軍看護婦』
26 木下玖久「戦争体験手記」『日本赤十字従軍看護婦』
27 月貫信子「中国人民解放戦に参加して」『日本赤十字従軍看護婦』
28 森岡静子「私の戦争体験を思いだすままに」『日本赤十字従軍看護婦・第2巻』
29 保科はるゑ「私の戦争体験」『日本赤十字従軍看護婦』
30 平野秀子「青春時代を戦場で」『日本赤十字従軍看護婦・第2巻』
31 岡松八千代「世界の平和を願って」『日本赤十字従軍看護婦』
32 宮下美代子『晨なき春秋　八路軍と行動を共にして』日本看護協会出版会、１９７９年
33 森藤相子「再びたどってはならない戦争への道」『日本赤十字従軍看護婦』
34 北原トヨ子「全盲になって」『日本赤十字従軍看護婦』

35 『従軍看護婦たちの大東亜戦争』刊行委員会『従軍看護婦たちの大東亜戦争』祥伝社、2006年。同書の底本となった『ほづつのあとに』（アンリー・デュナン教育研究所、1977年）、『続ほづつのあとに』（同、1978年）、『続々ほづつのあとに』（同、1980年）には長期中国抑留看護婦の体験記があるが、なぜか同書にはひとりの体験記も転載されていない。

36 澤村修治『日本のナイチンゲール　従軍看護婦の近代史』（図書新聞、2013年）では、「八路軍に抑留される」との見出しの後に、津村ナミエ看護婦と肥後喜久恵看護婦の2名の体験を、2頁だけで簡単に紹介した記述がある。

第9章

日赤看護婦、性暴力被害と精神障害の現実

山崎裕二

語りにくいテーマですが……

Aさん　こんにちは。今日のゼミナールでは日赤看護婦のどのような戦争体験の話を聞かせていただけるのでしょうか。

山崎　今日のテーマは、正直言うと語りにくいテーマです……。しかし、「戦争の現実」を考えるためには避けて通れないテーマですので、皆さんも覚悟を決めて聞いてください。ずばり言うと、

それは「性暴力被害」と「精神障害」です。

Bくん　「白衣の天使」というイメージの日赤看護婦が性的被害を受けていたなんて……。

山崎　残念ながら、戦争や紛争において兵士による性暴力は時代や場所に関係なく発生している大きな問題です。近年の例でいうと、2013（平成25）年9月、ニューヨーク国連本部でイギリスのヘイグ外相らの呼びかけにより、紛争下における性暴力の防止を目指す国際会合が開催され、113か国の支持を受けた「行動宣言」が採択されています。また、2015（平成27）年4月、中央アフリカ共和国に派遣されたフランスの平和維持部隊（PKF）の兵士らが地元の子どもたちを性的に虐待した疑いが浮上したため、フランス政府が調査を開始しています。

Cさん　戦争は女性や子どもなどの弱い存在により大きな被害をもたらすのですね。従軍慰安婦の存在もこれに関係しているのではないでしょうか。

山崎　そうです。この避けてしまいがちなテーマについて今日はお話ししたいと思います。少し話は寄り道をします。戦前の日赤は、戦時に備えて、平時に看護婦や男性看護人を養成し、戦時救護や災害救護の訓練を行っていました。そして、日清戦争（1894～95年）、北清事変（1900年）、日露戦争（1904～05年）、第一次世界大戦（1914～18年）、シベリア出兵（1918～22年）、満洲事変・上海事変（1931～32年）、日中戦争・太平洋戦争（1937～45年）において陸海軍の戦時衛生業務を支援しました。この日赤の戦時救護の歴史の中で、朝鮮半島や中国大陸の戦地に日赤看護婦が派遣されたのは第一次世界大戦以降です。それまでは男性の日赤看護人しか戦地には派遣されなかったのです。

Aさん　そうなのですか。従軍看護婦とも呼ばれていたから、日清戦争の時から戦地に派遣されていたと思っていました。

Bくん　でもどうして戦地に看護婦は派遣されなかったのですか。

山崎　皆さんはどうしてだと思いますか。

Cさん　軍隊は男性だけの集団だからではないでしょうか。

山崎　日清戦争時、陸軍軍医監督で日赤役員であった石黒忠悳《いしぐろただのり》の回顧談を史料として紹介しましょう。

陸軍の危ぶむところでは西洋では戦時赤十字社の看護婦が立派に活動するというが、我が国と欧米とは風俗習慣が違う。戦地において立派な戦功を立てた名誉の傷病者が、女の看護を受けるため万一何か風紀上の悪評でも立ったら、せっかくの戦功を傷つけるに至るおそれがあるという。[1]

Aさん　失礼ですね。この理由は女性蔑視じゃないですか。まるで日赤看護婦が風紀を乱すかのような言い方ですよね。

山崎　当時は男尊女卑の時代ですからね。実は、別の理由が書かれた史料もあるのです。

相手国はいまだ野蛮の風習を脱せざるのみならず、赤十字同盟以外にありて軍記紊乱《ぐんきびんらん》［軍紀がみだれ］文明の公戦を蔑視する所の各地に渡航せしむるには、孱弱《せんじゃく》［かよわい］の婦人は遂にその凌辱《りょうじょく》［レイプ］と危険とを免れざるの恐れあり。ゆえに陸軍省の許されざる所なれば、戦地派遣に適する男子の看護人を募り、急速これを教成［教育］するの必要を生せり。[2]

山崎　参考までに説明を付け加えると、日本が赤十字条約に加入したのは１８８６（明治19）年、博愛社を日本赤十字社と改称し赤十字国際委員会から承認されたのが翌１８８７年です。一方、清国が赤十字条約に加入したのは１９０６（明治39）年、中国紅十字会が赤十字国際委員会により正式に承認されたのは１９１２（大正元）年です。日清戦争時、日本は戦時傷病兵の救護を行う国際条約に加盟し体制を整備していたのに対し、中国（清国）はまだ組織すらなかったのです。

Bくん　そうした背景があったので、陸軍は、日本軍人と日赤看護婦との性的トラブルだけでなく、敵国の兵士による日赤看護婦への性暴力を心配して、戦地には看護婦の派遣ではなく、男子看護人の派遣を日赤に要請したということですか。

山崎　そのとおりです。こうした考えが日露戦争まで陸軍内で支配的だったのでしょう。幸い第一次世界大戦とシベリア出兵では、戦闘の規模も小さく日赤看護婦の派遣数も少なかったため、そのような問題は起きませんでした。しかし、日中戦争・太平洋戦争の末期から敗戦後にかけて、恐れていたことが現実となったのです。

ソ連軍兵士からの性暴力

Cさん　それは前回の話からするとソ連軍の満洲侵攻と関係しているのではないですか。

山崎　皆さん、ずいぶんと推察力がついてきましたね。まさに、ソ連軍兵士から暴行を受けたり、その恐怖に常に脅かされたりした日赤看護婦は多いのです。日赤看護婦の体験記から性暴力に関する記述を紹介します。また、今回は日赤看護婦だけが被害を受けたわけではないことを示すために、陸軍看護婦（陸軍が直接採用した看護婦経験者）の体験も一部紹介します。

集団から離れた他の看護婦たちの中には、乱暴されたり、自殺に追いこまれたりの悲劇のあったことが少なくないと聞いております。[3]

ソ連軍は、旅順にも進入して来ました。［略］銃を肩にかけた長い隊列は不気味なものでした。髪を切り落として男装した私達は、衣類倉庫のふし穴から震えながら見ていました。[4]

ソ連軍の監視兵から身を守るため、夜勤の時には患者の毛布の中に入ったり、非番の時には兵隊さんの中に混ったりして、危険から身を守る事で精一杯でした。[5]

ソ連兵が毎日現れては、マダム、マダム、と女性を探します。[6]

ある夜、女子病室の不寝番に友と2人立ちました。警備の門衛の前を通らず、裏からソ連兵が入ってきた。ペチカの前に立っていた私は廊下に引きずり出されましたので、向いの女子病室に駆け込み鍵を掛け様とした。しかし間に合わず、ソ連兵が長靴でドアをけったため、私はドアに飛ばされ倒れると同時に発砲しました。その弾は、入室しておられた栃木班のHさんの膝関節に当たってしまいました。[7]

ソ連兵も時々病室まで土足で入り込むようになり、私達看護婦も全部男装して勤務しました。衛生兵の空襲警報の合図でマンホールに隠れたりして、生きた心地のしない毎日でした。［略］［宮之原の］製鉄病院の看護婦が、衛生兵の目の前で強姦されたことを後で聞きぞっとしました。本当に惨めで、悲しい気持ちで一ぱいでした。[8]

［捕虜収容所に向けての］行軍中にソ連兵に無理やり性的暴行をされる看護婦もいた。《朝起きた

ら盛り土があるの。「どうしたの」って聞いたら、兵隊さんは教えてくれなかったが、野宿しているところを引きずり込まれたらしい。土饅頭のお墓なの。よその部隊の看護婦が2人ほど亡くなっていました。》[9]

Aさん　こんなにたくさんの証言があるということは、ソ連軍の性的暴行は日常的に行われていたといえるのでしょうか。

山崎　これらの証言はごく一部ですので全容はわかりませんが、ソ連軍侵攻から半年位は極めて無秩序な状態だったのは明らかです。日赤看護婦だけでなく満洲在留日本人女性たちも被害を受けています。[10]医療者である日赤看護婦より民間人女性の被害の方が多かったといえます。

Bくん　それは医療者に対する尊敬の念があったからでしょうか。

山崎　ソ連軍傷病兵の看護を行った日赤看護婦に対して暴行は少なかったようですし、病院の中では軍医や衛生兵などが守ってくれたことも影響したと思います。民間人の場合は、そうしたサポートがないため被害を受けやすかったのでしょう。でも、日赤救護班からも犠牲者が出たことは事実です。例えば、前回紹介した新聞記事で高亀さんの証言にあったソ連軍による見習看護婦拉致事件です。この証言は、1980（昭和55）年に日赤関係者が出版した『ほづつのあとに　続々』の中で、「日赤第467救護班有志」という著者名で書かれています。終戦後の混乱の中、方正の師団駐屯地に向けて隊列を組んで帰る途中の出来事でした。

列の前の方で「キャーッ」という叫びをきいた。ソ連兵は咄嗟の間にひとりの子をジープに乗せて走り去った。こんどは「婦長殿、助けて……軍医殿助けて……」の悲鳴が暗闇に尾を引いて流れた。とうとう若い見習看護婦が拉致された。恐れていたことがついに起った。〔略〕さらわれた若い見習看護婦はついに帰って来なかった。[11]

Cさん　この見習看護婦の方はどうなったのですか。

山崎　高亀さんを含め第467班の帰国者は誰もその見習看護婦の消息を知らなかったそうです。その後49年が過ぎて当時の事情を知る人から見習看護婦のお姉さんに電話があり、「終戦直後、同僚が路上で死んでいる妹さんを見ていました。ひどい姿だったといい、今まで話せませんでした」（朝日新聞、2014年8月13日）と真実が伝えられたのです。

Aさん　半世紀という長い時間がたってようやく真実を家族は知ったのですか。なんていったら良いのか、言葉にならないです……。

日本の将兵からのセクシャルハラスメント

山崎　このように看護婦の手記にはソ連軍兵士の性暴力に関する体験は多く語られています。反面、八路軍兵士から性暴力を受けたという記述はあまり見られません。それは軍律がよく守られていたからでしょう。一方、同胞の日本人兵士からセクハラを受けた看護婦もいます。ソ連軍侵攻後、配属部隊とともにチチハルからハルビンへ避難する列車の中でした。

兵隊も女性達もゴチャゴチャの雑魚寝で、同僚がどこにいるのか、いつか分散されて離れてしまった。〔略〕うとうととして何分も経たないうちに、突然、全身に反射的な衝撃が走った。酔っぱらった兵の手が私の胸もとにのびてきて、乳房部をもてあそぼうとするのだ。払いのけても性こりもなく迫ってくる。〔略〕日頃親しんできた部隊の兵の、大きくいえば「皇軍」のイメージをふみにじり、心を傷つけられた悪夢のような一夜だった。[12]

Aさん　ソ連軍から逃げている最中、しかも同じ部隊の顔見知りの兵士からそのようなセクハラを受けたのですね。

山崎　日赤看護婦は、軍医や衛生兵などに助けられてソ連軍の暴行から逃れたケースもあった反面、仲間からセクハラを受けたことを見逃してはいけないと思います。また、この他にもいざという時には病院を守るための盾になるように求められたケースもありました。虎林陸軍病院の日赤看護婦がソ連軍から逃れて杏樹陸軍病院に到着した時、軍医から「われわれの安全を守るために、ソ連兵を刺激しないように、何を求められても、生きて帰るためには堪え忍ぶように」と、暗に貞操を提供するように訓示されています。それに対して救護班の婦長が抗議したところ、軍医からの反応は次のようなものでした。

　わたしたちは、もちろん拒絶しました。すると、「軍人が軍刀をすてなければならなかったのに、女は貞操をすてられないというのか」と怒鳴り出す始末なんです。そのとき、「戦争に敗けて、いまさら軍刀もないでしょう。女に貞操をすてろというのは、いのちをすてろということです。わたしたちは日本の従軍看護婦です」と、蒼白な顔で毅然と抗議されたのが〔略〕三福婦長でした。戦争が終わったとはいえ、上官にこれだけのことを言い切るのは、当時としては大変な勇気のいることでしたよ。[13]

Bくん　ひどいことを言う軍医もいたのですね。自分達が盾となって女性たちを守るのが軍隊の役目のはずなのに……。

山崎　敗戦により軍隊は解散し、武装解除していたのですが、長年の将校としてのプライドや階級意識が露骨に表れたのでしょう。弱い立場の女性や子ども、患者を守ろうとした元兵士たちもいれば、かつての階級や地位を利用して利己的な行動をとった元将校もいたのです。実際、看護婦や民間の女性が慰安婦としてソ連軍に提供されたり、拉致連行された事件はたくさんありました。こうした事例は日赤看護婦の体験記にはほとんど書かれていませんが、インタビューを受けて証言された日赤看護婦がいます。

あるときのことである。ソ連兵が、「看護婦を出せ」といってきた。むろん、誰も出そうとはしないし、彼女らも自分が看護婦だとはいわず、じっと押し黙っていた。ソ連兵は、しだいに猛り狂い、誰でもかまわず連れて行きかねない勢いだった。そのときだった。「わたしが行きます」とひとりの女性がすすみ出た。大陸で長く慰安婦をしてきたという女性だった。口ぐちにとめると、彼女はこういった。「みんなが助かることなら、わたしが行きます。どうせ泥沼に足を踏み入れた女なんだから……」[14]

Cさん　いくら慰安婦をされていたとはいえ、この女性の勇気はすごいですね。

山崎　これは牡丹江の捕虜収容所の事例ですが、同様のケースは他にもあり、延吉捕虜収容所にいた高橋いと志さん（元陸軍看護婦）が証言されています。[15]

戦争と性暴力の現実

山崎　さて、ここまでの話を聞いて、皆さんどのようなことを感じたり考えたりしましたか。

Aさん　確かに今日のテーマは重いです。今日の平和な日本にも、電車の中での痴漢や男女間のドメスティックバイオレンス（DV）などの性暴力の被害を受けるのはほとんどが女性です。女性への性暴力が敗戦後の満洲や朝鮮で多数発生していたことを知り、同性として何とも言えない気持ちになってしまいました。戦後の混乱の中で無法状態になった時、男性は人間性を失ってしまうのかと思いました。

Bくん　同じ男性として居心地が悪い感じです……。それにしても、日本が負けて何の抵抗もできない女性に対して、男たちが欲望むき出しで暴力をふるうのは許せないと思いました。

Cさん　だから従軍慰安婦が必要だという主張が出てくるのですね。2013（平成25）年に当時の橋下徹大阪市長が旧日本軍の慰安婦は必要だったと発言して国内外からバッシングされたことがありましたよね。戦地での女性への性暴力を防止するために従軍慰安婦が必要だとする意見に、私は同じ女性として賛成できません。戦争を前提として考えるのではなく、戦争そのものをしなければよいと思うのですが。

山崎　平和な時代・社会にも性暴力は発生し被害者の多くが女性ですが、その犯罪に対して法治国家は犯人を検挙し裁判を経て懲罰をあたえます。戦時は大規模に性暴力が発生し被害者も相当な数になるにもかかわらず、加害者（兵士）はほとんど罰せられませんし、その事実自体明らかにされず隠される傾向にあります。本来なら交戦中の国家といえども赤十字条約などの国際条約を守るべきなのですが、現実には条約が守られない状況になってしまうのです。これは今日のシリア内戦における病院施設への攻撃による患者・医療者の死亡事件を見れば明らかです。この不条理をなくすには、やはり戦争自体を起さないことにつきると私も思います。日赤看護婦だった森藤相子さんは自著の中で次のように書いています。

女なるが故の悲劇はいたるところで発生した。強姦されて生きて帰れないと青酸カリを飲んで自殺した人。気が狂って井戸に飛び込んだ人、抵抗して銃殺された人、中国人妻になった人。日本の看護婦として恥じないためにと集団自殺を図った救護班など、女性なるが故の悲惨、敗戦国民の惨めさをいやというほど知らされた。[16]

山崎　ここで注意しなければならないのは、日本人女性だけが戦時性暴力の被害者ではなかったということです。日本兵が中国や南方などの戦地で、現地の女性たちに残虐な性暴力をふるった加害者としての事実を見逃してはいけません。私たちは、多くの女性たちの人間としての尊厳を踏みにじった「戦争と性暴力」の歴史を直視し、人間の愚かな歴史を繰り返さないために、その真実を後世に伝えて行かなくてはならないと思います。[17] なお、今日は時間がなくて紹介できませんでしたが、性暴力被害者で無事日本に帰国できた女性たちの中には妊娠している人がいました。博多港に引き揚げてきた彼女たちに堕胎手術や性病の治療を行った「二日市保養所」が福岡県に存在したのですが、その医療施設に京城赤十字病院の看護婦たちが働いていました。そのひとりである村石正子日赤看護婦の証言を高杉志穂さんが聞き書きし著書にまとめられています。[18]

兵士の精神障害

山崎　さて、後半のテーマは「精神障害」です。なぜこのテーマを選んだのかというと、私は日赤男性看護人の歴史研究に取り組んできたのですが、その過程で看護人が病院船の中で精神障害兵士のケアをしていたことを知り、戦争がもたらす精神障害について興味を持ったのです。

Bくん　精神障害兵士というのは心を病んだ兵士という意味ですね。その兵士たちに男性看護人はどのようなケアをしていたのですか。

山崎　病院船でのケアは、通常の病床看護の他に、精神錯乱状態になって暴れたり自殺しようとしたりする兵士がいたため、監視も重要な仕事でした。北清事変（１９００年）での救護報告の中に、次のような記述があります。

> 赤痢患者に歩兵一等卒Ｋ〔原文は実名〕なるものあり、頗《すこぶ》る重く精神異状を来し頻《しき》りに煩躁《はんそう》〔うるさく〕するを以て朝来別室に移し看護人２名目も離さず看護し居りしが、僅《わず》かに分秒の隙に乗じて艪《ろ》部《ぶ》舷門《げんもん》〔船の後部貨物昇降口〕より身を投じたる。[19]

Aさん　この兵士は赤痢が原因で精神障害になったようですが、戦場での戦闘が原因で精神障害になった兵士は多いのですか。

山崎　表1を見てください。この統計では精神病と神経症を別にしていますが、合計すると戦病者の８・４％が精神障害者です。マラリアや肺結核に比べると少ないですが、それでも太平洋戦争中に約67万人の兵士が戦地で精神を病んだという事実はもっと知られてよいことだと思います。

Cさん　今の話を聞いて思い出しました。新聞で読んだのですが、２０１５（平成27）年5月、国会で安保関連法案が審議されている時に、防衛省がインド洋やイラクにＰＫＯのため派遣した自衛官のうち54人の自殺者がいたことを答弁したそうです。この自殺した自衛官も精神障害と考えてよいのでしょうか。

山崎　紛争地の過酷な環境の中での勤務だったので相当にストレスは強かったと思います。自殺の要因には精神障害が影響していることが多いので、その可能性が指摘されています。

表１　1942～1945年の主な疾患戦病者数（割合）

	満洲	華北·華中·華南	南方	合計
主要伝染病	29380（2.0%）	54569（2.0%）	74250（2.0%）	158199（2.0%）
マラリア	58760（4.0%）	272845（10.0%）	742500（20.0%）	1074105（13.6%）
肺結核	367250（25.0%）	381983（14.0%）	259875（7.0%）	1009108（12.8%）
精神病	44070（3.0%）	81855（3.0%）	111375（3.0%）	237300（3.0%）
その他の神経症	73450（5.0%）	136420（5.0%）	219043（5.9%）	428913（5.4%）
花柳病	10283（0.7%）	16370（0.6%）	18563（0.5%）	45216（0.6%）
計	1469000（100%）	2728600（100%）	3712687（100%）	7910287（100%）

［注］上記の疾患のほか、その他の結核、脚気、その他の全身病、胸膜炎、その他の呼吸器病、循環器病、消化器病、泌尿器・生殖器病、眼病、耳病、外皮病、運動器病、戦傷、その他の外傷不慮、じ余［ママ］の傷病の統計がある。

（陸上自衛隊衛生学校編『大東亜戦争陸軍衛生史１』1971年に拠り作成）

Bくん　いつ攻撃されるかわからない恐怖、死の恐怖、人を殺すことへの恐怖……、いろんな恐怖に襲われて心が壊れることは何となくわかる気がします。

山崎　戦時の精神障害についての診断が行われるようになったのは、第一次世界大戦以後のことだそうです。それまでは単なる本人の精神的弱さや軍紀の乱れが原因と考えられていました。「本人の精神（心）が弱いから」「軍隊の教育が徹底していないから」と考えられたのですね。

Cさん　いかにも軍隊の精神論的発想ですね。戦時中の貧しい生活を体験した私の祖父も「精神一到何事か成らざらん」とよく言っていました。

山崎　第一次世界大戦は、そうした精神主義を見直すきっかけになったのです。なぜなら、第一次世界大戦は人類史上初めて徴兵制による兵士を大量動員し、殺傷力の高い近代兵器（砲弾、機関銃、爆撃機など）を使用した近代戦争だったからです。成人男性が、身体的に問題がなければ徴兵され、兵士として訓練を受け、戦地に派遣されたのです。わかりやすく言うと、少し前まで農民として生活を送っていた人が、故郷から遠く離れた戦場に送り込まれ、兵士として敵兵を銃撃したり、逆に攻撃されたりする生活へと激変したわけです。そうした環境変化に心身ともに適応できない人が病気になったのはある意味で自然な現象だといえます。

Aさん　精神障害といってもいろいろな病気があるのですか。

山崎　表1の分類にある精神病とは、内因性精神障害（統合失調症や躁うつ病など）を、その他の神経症とは心因性精神障害（恐怖症性不安障害、心的外傷後ストレス障害など）のことです。戦時の兵士は精神病より神経症、つまり戦争神経症になった人が多いことがわかります。戦争神経症が発症する割合を計算したある研究者によれば、第二次世界大戦において精神障害の中で戦争神経症の占める割合は、日本21%、ドイツ23%、アメリカ63%であったといいます。[20]

看護婦が見た精神障害兵士

Bくん　これだけの数の精神障害兵士がいたということは、従軍看護婦は戦地でもそのような患者たちのケアを行ったのですか。

山崎　それがよくわかっていないのです。例えば、私たちが調査した日赤の戦時業務報告書には、精神障害だけでなく傷病兵全般の情報は機密事項のため書いてありません。また、看護婦の体験記にも関連した記述は少ないのです。

Cさん　それはどうしてでしょうか。

Aさん　患者さんのプライバシーにかかわる病気だからですか。

山崎　それもあるかもしれませんが、私はこう考えます。銃撃などによる戦傷は名誉である反面、戦争が怖いといった精神障害は不名誉な病気という軍隊の価値観によるものだと。だから、従軍看護婦にとって戦傷を治療し、また前線に送ることは名誉であり公にすることは問題ないのに対して、あまり効果的な治療法がなく日本に送還するしかない精神障害兵士については公にできない（国民に知られたくない）存在であり、それゆえ体験記にもほとんど書かれていないのではないか。しかし、「戦争の現実」を書き残そうとした従軍看護婦がわずかですがいます。最初の事例は日本軍の兵士、あとの二つは八路軍と国民党軍の兵士の事例です。

戦地で爆撃の音や恐怖のために気が狂って、精神科送りとなった患者がたくさんいた。ある朝のことであった。宿舎から出勤してくる看護婦を待つようにして、私達の姿が見えると、病棟入口の石段に腰をかけ、しきりに手を動かしている患者がいた。遠くからは、何をしているのかわからなかったが、近づいてよく見ると、病衣の前を開き、［略］マスターベーションをしているではないか。私たちは、全員がショックを受けた。軍医や婦長から何度も注意してもらったが、毎朝、看護婦の出勤を待ってはくり返す、その異常さにとうとう精神科に転室させられてしまった。[21]

突然、ひとりの患者［八路軍兵士］がダダッ！　ダダッ！　と鉄砲を撃つまねをしたり、異様な声を発生して病室の隅の方に逃げたりした。気をつけて見ていると、カッタンという音を聞いただけで発作的になるようだ。私は勝手に戦争恐怖症という病名をつけた。[22]

近代的な重火器を交える戦闘になってから、いままで見たことのない傷病兵も受け入れるようになった。戦争による不安神経症、などと医師たちは言っていたが、そんな症状の者が多くなった。砲弾が近くで破裂したショックから発狂した、15歳くらいの国民党軍の少年兵がいた。とにかくじっとしていてくれない。病室はベッドが足りなくて、折り畳みのズックのハンモックを掛け連ねてあった。その上をトランポリンのように跳び歩き、恐怖感と緊張からしきりに小便をもらす。癲癇《てんかん》でひきつけを起こして倒れたり、手を焼かされたがかわいそうな子だった。

パニック状態になるのは子どもばかりではない。仲間の兵士に左右をはさまれ、両腕をつかまえられてやってきた患者は、大砲の弾が戦場にいた彼のすぐそばに落下し、不発のままぐるぐる回っているのを見てパニック状態になったという。病院へくる前に、かなり暴れていたらしく、病室のハンモックの中ですぐ眠りこけた。そのうちひょこっと目をさまし、大砲の弾が回っている、破裂するから助けてくれ、と騒ぎはじめた。[23]

Bくん　こうした精神傷害兵士へのケアも従軍看護婦の仕事だったわけですか。

山崎　一般病棟に入院していれば看護婦もケアしたのでしょうが、精神科病棟に入れられた精神障害兵士のケアは衛生兵が行ったと思います。戦前の精神病院では男性患者は男性看護人が、女性患者は看護婦が担当していました。男性患者しかいない陸軍病院の精神科に看護婦は配属されなかったと思います。それは、上記のケースのように看護婦だと患者に性的刺激を与えてしまうことや暴れる患者を抑制できないという事情、他の伝染病や戦傷の患者を優先的にケアする必要があった事情も影響しています。

従軍看護婦の自殺未遂の背景

Aさん　精神障害兵士についてはある程度理解できましたが、日赤看護婦には心を病んだ人がいたのでしょうか。

山崎　これもデリケートな事柄のせいか、実はあまり史料が見当たらないのです。

Bくん　太平洋戦争中に約67万人の精神障害兵士がいたわけですから、従軍看護婦の中にも心を病んだ人がいたのではないでしょうか。今日でさえ、紛争地に派遣された自衛隊員の中に自殺した人がいるくらいですから。

山崎　はい、推察どおり、自殺をしようとした日赤看護婦がいたのは事実です。チチハル陸軍病院に派遣された日赤看護婦のひとりが、内地に交代帰還を命じられたことを悲観して自殺未遂事件を起こしています。救護班が毎月日赤本社に提出する業務報告書に記載されていたのを発見した時、私も正直驚きました。

M〔原文は実名〕看護婦自殺未遂ニテ十八日入院、二十八日内地還送ノ目的ヲ以テ奉天第一四五部隊ニ転送サル。[24]

Cさん　チチハル陸軍病院というと、体験記を書かれた日赤看護婦の宮下美代子さんが勤務した病院ですよね。宮下さんの体験記には何か書かれていないのですか。

山崎　よく気がつきましたね。この自殺未遂の看護婦と宮下さんは同じ救護班です。しかし、宮下さんの体験記の中にはこの事件については何も書かれていませんでした。口外しないようにとの命令が出ていたと思いますし、同じ仲間の不祥事なので公表することがはばかられたのでしょう。

現在のところ、ソ連軍侵攻前に精神障害が疑われる従軍看護婦のケースは、私の知る限りこの１件だけです。しかし、ソ連軍侵攻後はそれが激変します。

従軍看護婦の自殺の背景

Aさん　先ほどの性暴力の話で自殺した看護婦のことが何度か出てきました。こうしたケースも精神障害といえるのでしょうか。

山崎　従軍看護婦の場合は兵士と違い精神障害の統計がないため、詳しい実態はわかりません。しかし、１９４５（昭和20）年8月のソ連軍侵攻から翌年4月頃の撤退までの占領下において、略奪や性暴力などの被害を受け続け、非常に大きなストレスを抱えていたわけです。そうした状況下、ノイローゼ（神経症）、ＰＴＳＤ、うつ病などの精神障害が原因となり発作的に自殺した従軍看護婦もいたのではないかと推察します。今日、ＷＨＯ（世界保健機関）の「自殺予防の手引書」には「自殺それ自体は病気でもなければ、かならずしも病気の症状でもない。しかし、精神障害は自殺に密接に関連している主要な要因である」と書かれています。

Bくん　ソ連軍や八路軍の支配下にあって、青酸カリで自殺した看護婦がいたと先の話にも出てきましたが、そんなに簡単に毒薬が手に入ったのですか。

山崎　青酸カリだけではありません。捕虜になる前に手榴弾を2個ずつ渡されていた救護班もありました。1個は敵を倒すため、もう1個は自決用でした。その手榴弾を兵隊用のベルトにハンカチで包んでぶら下げていたそうです。

それがとっても重いんです。といって、はずすのは不安で、はずせない。〔略〕捕虜になったばかりのころは、この手榴弾で自殺した人が何人もいましたよ。〔略〕みんな捕虜なんて経験したこともなかったから、いくらかノイローゼ気味だったんだと思います。またあのころは〝虜囚の辱しめを受けるな〟という教育が徹底してましたものね。そんな恥ずかしい汚名を着るなら、死を選ぼうという気持は、当然だったんですねえ。[25]

Cさん　この菊地静子さんの証言から従軍看護婦が精神障害になっていた可能性がうかがえます。

山崎　そうです。自殺した看護婦がノイローゼ気味だったと語られています。さらに、重要なのは、そうした精神状態の中で衝動的に自殺しようと思った時、体に身につけた手榴弾や青酸カリにすぐに手が伸び使用できたという事実です。自殺したいと思っても、それを実行する手段が身近になければ、少し時間をおいて気分が落ち着いたり、他の人に止められたりする可能性があります。従軍看護婦の場合、自殺の手段が身近にあったことが容易に自殺できた要因だったと考えます。

Cさん　従軍看護婦の「自殺」といっていますが、なんだか私には日本軍の「自決」や「玉砕」

に近いのではないかと思えてきました。

Bくん　なるほど。しかも、青酸カリや手榴弾は看護婦自らが自発的に手に入れたものではなく、所属部隊の上官から渡されたのですよね。

山崎　従軍看護婦にとって「自殺」ではなく「自決」「玉砕」だったという指摘は、真実を言い当てていますね。

八路軍抑留中の自殺

山崎　先ほど精神障害がもとで自殺した従軍看護婦がいたのではないかと言いましたが、別の例証を示したいと思います。ソ連軍だけでなく八路軍の支配下にあった従軍看護婦の中に自殺した人たちがいたことを、何人かの日赤看護婦が証言しています。

敗戦と共に八路軍に否応なく引っ張られ、恐しさと混乱のさ中に、言葉も通じない中国兵士の治療看護に当たらねば生きていけなかったのである。〔略〕この忍従生活の悲惨な8年間はあまりにも長かったのである。この間、心身両面の苦しさに耐えきれず、いのちを絶った友もいた。又この労苦のため病気に倒れ、「日本に帰りたい」の言葉を繰り返しながら息絶えた可哀想な友もいる。[26]

或る日の夕方、いつものように散歩していた時、高知班の方が逃げると思ったのか捕えられて小部屋に入れられました。小部屋の中で一晩中考え、悩まれたことでしょう。翌日自殺されました。本当にお気の毒でした。人ごとではなく、明日の自分はどうなるのか、不安と恐怖の毎日でした。[27]

「生きる希望がなくなりました。一足先に日本に帰ります」と言い残してI看護婦（陸軍看護婦）が青酸カリを飲んで自殺した。[28]

日赤看護婦の精神障害

Aさん　これらの証言を裏付ける史料はないのですか。

山崎　私も何か史料はないかと思って探したら、意外と身近なところにあったのです。それは日赤看護大学史料室に所蔵していた『遺芳録　殉職救護員』（写真1）です。日中戦争・太平洋戦争で亡くなった日赤救護員１１８７人（うち看護婦１１２０人）の氏名、顔写真、配属部隊、死亡までの経緯、病名などをまとめたものです。最初にまとめられた『遺芳録』の他、追補版が2回出されています。

Cさん　死亡の経緯が書いてあるということですが、自殺された方はどのような理由が書いてあるのでしょうか。

山崎　表2（270頁）を見てください。No．1～5は、『遺芳録』の中から神経衰弱症や精神分裂病（統合失調症）と診断された人です。この中でNo．3は「薬物中毒症により死亡」と書いてあるので自殺された方だとわかります。

Bくん　体験記の証言からすれば、自殺された方がもっといるのかと思ったのですが。

山崎　実は、『遺芳録』の死亡理由には原因がはっきりしない表現が見られます。例えば、長野支部のある看護婦の場合、「終戦となり中共地区に抑留され、昭和24年7月11日満洲チチハル病院にて病のため死亡」といった表現です。こうしたケースがかなり見られます。

Aさん　自殺された方への配慮として単に「病のため死亡」と報告されたのでしょうか。

山崎　その理由は今となっては確かめようが

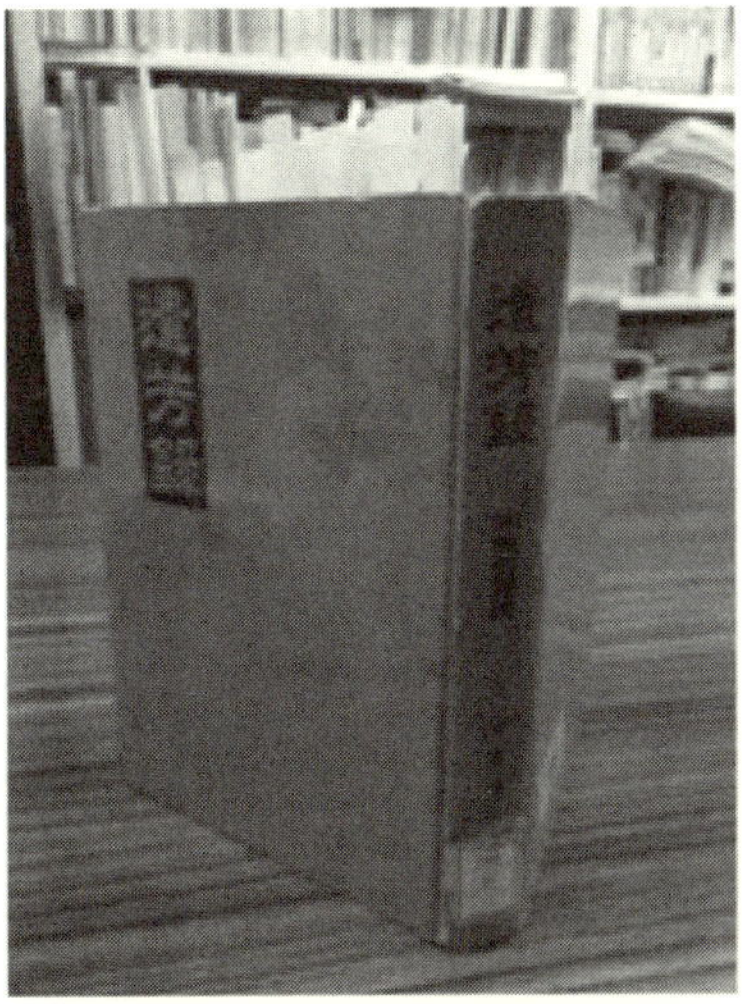

写真１　『遺芳録　殉職救護員』

表2　日赤救護看護婦殉職者の中の精神病者等

No.	派遣先	病名	状況
1	中国（華南）	神経衰弱症	1942年10月頃発症、同年12月召集解除後、自宅で療養、1943年2月13日、脳溢血症併発、同月24日死亡。
2	南方（ビルマ）	神経衰弱症	英軍による捕虜生活中、1945年7月31日死亡。
3	満洲	神経衰弱症	八路軍留用中の1950年3月24日、高度の神経衰弱による薬物中毒症により死亡（自殺）。
4	中国（華北）	精神分裂病	1942年11月下旬から過労のため記憶力減退、頭痛、不眠を訴え、受診の結果神経衰弱と診断され入院して治療に励んだ。後に内地に送還され、精神分裂病となり、1951年1月16日死去。
5	病院船	精神分裂病	1944年1月19日神経衰弱より精神分裂病になり、1945年5月10日関節結核を併発し死亡。
6	満洲	不明	八路軍留用中の1947年9月2日、服毒による死亡（自殺）。
7	満洲	不明	八路軍留用中の1948年7月20日、服毒による死亡（自殺）。

（日赤『遺芳録　殉職救護員』1957年、同追補1963年、1980年により作成）

ありません。しかし、兵士の場合も精神障害者に対する偏見があったわけですから、殉職看護婦の名誉を傷つけないようにという配慮があったのかもしれません。また、明確に神経衰弱症や精神分裂病と書いてあるのは5人ですが、同様な理由から、最終的に亡くなった時の病名であいまいにして報告したケースがあったかもしれません。おそらく表2のデータは氷山の一角といえるのではないでしょうか。

台湾出身の看護助手の自殺

山崎　日本人看護婦だけでなく、台湾出身の看護助手が自殺したケースもあります。日本統治下での皇民化教育を受け、台北の赤十字病院で実習を行った台湾人女性が香港などの陸軍病院に派遣されていたのです。

1945年9月3日国府軍〔国民党軍〕側の兵が台湾出身の看護助手達をトラック3台で迎えに来て、着いた所は、爆撃で屋根が飛ばされた倉庫だった。〔略〕着いた翌日、広東第一陸軍病院からやってきたH姉妹の姉が自殺した。彼女は国府側にうつる事をこばみ続けたのだ。着の身着のままの姿で毎日教練と北京語の勉強だ。言葉は通じないし皆反抗して一生懸命やろうとしない。[29]

Bくん　なぜ台湾出身の看護助手たちは同じ民族の国民党軍側にうつることを拒んだのでしょうか。日本の植民地支配から解放されて喜ぶのが普通だと思うのですが。

山崎　それは、日本が行った皇民化政策、具体的には日本語教育、改姓名、志願兵制度、宗教・社会風俗の改革などによる日本人化政策の結果だと思います。阿武千代さんによれば、看護助手の募集に対して台湾全土からたくさんの応募があり三回生までで数百名を養成したとのことです。

Aさん　日本人看護婦たちと同じように日本への愛国心をもっていた台湾人看護助手にとって、敗戦はショックであり、同じ民族であっても敵国であった国民党軍の支配下に入ることが精神的苦痛だったということでしょうか。

山崎　国民党軍側からみると、敵国の日本の従軍看護婦の一員として働いた台湾人看護助手に対して反感があったのでしょう。だから屋根や水道・電気のない倉庫に収容し、今度は中国人化教育を行っています。遺伝的には同じ民族であっても思想や行動が違ったがゆえの悲劇といえるのではないでしょうか。それだけ小さい時からの教育の影響は大きいといえます。看護助手に応募し合格した女性たちは優秀な生徒たちが多く、自ら日本人化していたがゆえに日本に対する愛着が強かったのでしょう。良く知られたことですが、社会体制が大きく変革された時、旧体制側にいた人ほど環境の激変により精神的ストレスが大きくなるのです。台湾人看護助手のケースで言うと、日本（旧体制）に同化していたがゆえに、中華民国（新体制）への適応に強いストレスを感じたのでしょう。そして、それが原因となって自殺に走った可能性が高いと考えられます。

民間日本人女性の精神障害

山崎　最後に戦争恐怖症（戦争神経症）になった民間日本人女性についての証言を紹介します。証言された方は、満洲開拓青年義勇隊ハルビン中央病院付属看護婦養成所出身で八路軍に抑留された看護婦です。

戦争恐怖症は戦闘の最中でなく、かなり遅れて発症する。恐怖症といっても、べつに臆病なわけではない。ただ戦争が恐いのではなく、あまりに日常とちがいすぎる環境の中で、ストレスが蓄積して起きるものらしい。九州出身の女性も、やはり戦争の恐怖から精神異常になって運ばれてきた。おてもやんを踊ったり、五木の子守り唄なども歌って、少しもじっとしていない。[30]

Aさん　この精神障害になった女性は陸軍病院に運ばれてきたのですか。

山崎　いいえ、陸軍病院は基本的に傷病兵のための施設です。この女性は二ツ森範子さんが勤務していたハルビン日本人難民診療所に運ばれてきたのです。満蒙開拓団のひとりでソ連軍侵攻とともに着の身着のままで逃避行をされたのでしょう。そうした中で精神に障害が出たのだと思います。

戦争と精神障害の現実

山崎　残念ですが、もう終了の時刻となりました。後半の「精神障害」の話への感想や意見を聞かせてください。

Aさん　戦争によって、戦闘に直接参加する兵士だけなく従軍看護婦や一般の民間人も含めて多くの人々が精神障害になるという事実を初めて知りました。死の恐怖、人間としての尊厳を踏みにじられたことへのショックなどが原因で心が病んでしまうなんて……。今もその精神障害を抱えて生きている戦争体験者の人たちがいるとすれば、その人たちの心のケアを考えなくてはいけないと思いました。

Bくん　性暴力の被害を受けたり、精神障害になったりした従軍看護婦の存在はあまり知られていない「戦争の現実」だと思います。教科書にも載っていないし、マスコミなどもあまり取り上げない。これが戦争だということを知れば、戦争は人間の愚かな行為であることが実感として理解できるのではないでしょうか。直視するのは勇気が要りますが、でも目をそむけてはいけないと思いました。

Cさん　敵兵や住民を平気で虐殺暴行できる兵士が「正常」「勇敢」で、戦争を恐れる兵士が「異常」「臆病」というのは逆なのではないでしょうか。この逆の見方がおかしいと思えないのが戦争だとしたら、私はやはり戦争は間違っていると思います。

山崎　今回、皆さんがこのゼミナールに参加されたことで、受講前より戦争に対する認識が深まったようですね。私も皆さんとの対話によって、新たな研究課題を追究するモチベーションが高まりました。まだまだ従軍看護婦の戦争体験については不明な点も多いので、これからも調査を続けていきたいと思います。またお会いしましょう。最後にはなりましたが、戦争犠牲者の方々のご冥福を心よりお祈りいたします。

参考文献

1　石黒忠悳『懐旧九十年』岩波書店、１９８３年
2　日本赤十字社「日本赤十字社戦時救護概況（自明治27年7月至明治28年1月）」『日本赤十字』第31号、１８９５年
3　森藤相子「再びたどってはいけない戦争への道」『日本赤十字従軍看護婦　戦場に捧げた青春』元日赤従軍看護婦の会、１９８５年
4　保科はるゑ「私の戦争体験」『日本赤十字従軍看護婦　戦場に捧げた青春』
5　兵頭ちよ子「戦争を体験して」『日本赤十字従軍看護婦　戦場に捧げた青春』
6　中山ハルエ「従軍記」『日本赤十字従軍看護婦　戦場に捧げた青春』
7　工藤幸子「私の戦争体験」『日本赤十字従軍看護婦・第2巻　戦場に捧げた青春』元日赤従軍看護婦の会、１９８８年
8　佐野登美子「第６３３救護班のこと」『日本赤十字従軍看護婦・第2巻　戦場に捧げた青春』
9　高橋いと志（元陸軍看護婦）の証言、大澤重人『泣くのはあした　従軍看護婦、95歳の歩跡』冨山房インターナショナル、２０１５年
10　若槻泰雄『新版　戦後引揚げの記録』時事通信社、１９９５年
11　日赤第４６７救護班有志「流転の中で　敗戦とソ連抑留生活と」『続々ほづつのあとに　殉職従軍赤十字看護婦

追悼記』アンリー・デュナン教育研究所、1980年
12 宮下美代子『晨なき春秋　八路軍と行動を共にして』日本看護協会出版会、1979年
13 永安春子（元日赤看護婦）の証言、広田和子『証言記録　従軍慰安婦・看護婦　戦場に生きた女の慟哭』新人物往来社、1975年
14 菊地静子（元日赤看護婦）の証言、広田和子、『証言記録　従軍慰安婦・看護婦』
15 大澤重人『泣くのはあした　従軍看護婦、95歳の歩跡』
16 森藤相子『紅の大地をゆく　生きし逝ける人々を看とりて』看護の科学社、1993年
17 近年、欧米で戦時性暴力に関する本格的な歴史研究が出版された。レギーナ・ミュールホイザー『戦場の性　独ソ戦下のドイツ兵と女性たち』岩波書店、2015年。メアリー・ルイーズ・ロバーツ『兵士とセックス　第二次世界大戦下のフランスで米兵は何をしたのか？』明石書店、2015年
18 高杉志穂『日本に引揚げた人々　博多港引揚者・援護者聞書』図書出版のぶ工房、2011年
19 日本赤十字社「日本赤十字社と清国事変（三）」『日本赤十字』第89号、1900年
20 清水寛『日本帝国陸軍と精神障害兵士』不二出版、2007年
21 市川多津江『上海陸軍病院　一従軍看護婦の回想』潮書房光人社、2013年
22 森藤相子『紅の大地をゆく』
23 二ツ森範子『龍の子と生きて　八路軍従軍看護婦の手記』こうち書房、1995年
24 日本赤十字社第633班『戦時業務報告書』1945年2月分

25　菊地静子（元日赤看護婦）の証言、広田和子『証言記録　従軍慰安婦・看護婦』
26　倉岡フサエ「戦争はいやです」『日本赤十字従軍看護婦・第2巻　戦場に捧げた青春』
27　佐野登美子「第633救護班のこと」『日本赤十字従軍看護婦・第2巻　戦場に捧げた青春』
28　森藤相子『紅の大地をゆく』
29　阿武千代『陸軍看護婦』文治堂書店、2010年
30　二ツ森範子『龍の子と生きて　八路軍従軍看護婦の手記』

エピローグ

先の戦争が終結してから70年が過ぎました。日本の赤十字社はこの戦争で960班、延べ3万3156名の救護員を編成し、国内外に派遣しました。そのほとんどが救護看護婦として召集された十代から二十代の女性たちでした。派遣地は、北は樺太から南はジャワまで、また東はラバウル、西はビルマまでと広い範囲にわたりました。

前線に送られた看護婦は、衛生材料が極度に不足するなか、懸命に看護を行いました。戦争終結直前のソ連軍の侵攻により、いのちや暴力の危険にさらされ、その後も中国の内戦に巻き込まれ、長く日本に帰れなかった人もいます。国内でも多くの看護婦が空襲などの犠牲になりました。空爆、銃撃、栄養失調、病気、事故、自決などにより、看護婦の殉職者は1120名にのぼりました。

私たちはこの戦争で看護を行った元救護看護婦の方々に、数年来インタビューを行い、救護班の業務報告書を読み解くという作業を続けてきました。当時十代、二十代だった方々は、今では八十歳代後半から九十歳代の年齢となり、いよいよ戦争の真実を、体験に基づいて語ってくださる方々がいなくなる時代が近づいてきたと感じています。と同時に今だからこそ、あらためて先の戦争での赤十字について知り、その教訓が何であったかについて考えなければならないと思います。

この過程を通じて実感したことがいくつかあります。一つめは残念なことですが、先の戦争ではジュネーブ条約は守られなかったということです。赤十字の標章は、戦地においては、戦傷病者やその治療にあたる衛生部隊や民間団体を保護するための印と定められています。この戦争では、その赤十字の標章がつけられた建物や病院船が、当然のように爆撃されました。さらに日本も連合国側も、相手の条約違反を、自国の攻撃の正当化に用いました。「傷病兵が銃器を持っている、だから攻撃した」というようにです。

二つめには、当時の日本が総力戦を戦い抜くために、戦陣訓の教えでもって捕虜になることを禁じ、最後まで戦って潔く死ぬことを美徳としたこと、そのことが大勢の日本人を無駄な死に追いやったという事実です。このために、歩けなくなった患者は次々と自決し、連れていくことができない重症患者は味方によって殺されました。徹底抗戦を命じられた衛生部隊は、あってはならないことですが、武器をもって戦い、玉砕しました。敵味方なく人を救うことをうたう赤十字の看護婦にも、「敵戦車に突っ込むのだ」と竹やり訓練が強いられました。彼女らは遺髪と爪と遺言を提出し、死に際の作法を教えられ、自決のための手榴弾や青酸カリを手渡されました。

三つめに、そうした戦場であることを知ってか知らずか、日本の赤十字は軍が要求するままに若い女性たちを送り込み続けました。数を揃えることを優先したために、十分な教育を受けさせることができませんでした。前線に送られた救護班は、空爆の危険にさらされ、衛生材料がないために医療的なことはできず、水くみや雑用に追われました。元救護看護婦たちは、「薬も何もなく、看護らしいことは何一つできなかった」、「本来、看護は患者の命を救うこと、どの看護婦も理解していた。でも戦場ではそれは通用しなかった」と苦しい胸の内を語ります。事実、適切な看護を行うことができたら、救えたいのちがたくさんあったと考えます。それが先の戦争ではできなかった。その理由について私たちはもっと真剣に考えなければならないと思います。

そして最後に、どうしても触れておきたいことは、そのような過酷な日々にあって看護婦たちを支え続けたのは、赤十字の看護婦としての「誇り」であったという事実です。ビルマやフィリピンに派遣され、栄養失調になりながらジャングルをさまよった看護婦たちは、荷物のほとんどを捨て去っても、制服だけは赤十字の看護婦であることの証だからと、大切に持ち続けました。戦後、中国の内戦に巻き込まれて、長く日本に帰ってこられなかった方は、先の見通せない日々のなかでも「赤十字は国境を越えた愛、だから今は、中国人の看護に全力を注ごう」と、自らを鼓舞しつづけました。

ある元救護看護婦の方が語ってくれました。

私は自分のいた二つの国で、赤十字こそ心の誇りに思っていました。赤十字は根源的には平和を守るものであり、人類は白も黒も平等でなければなりません。ただ、戦争のあった時代には、その赤十字精神を正しく教わることはありませんでした。日本は神様がいる正義の国で、相手の八路軍といえば支那・満洲に潜在する共産匪賊《ひぞく》＊だと教えられてきたのです。けれども本来の赤十字精神は正しいものですので、私が憧れたことに悔いはありません。

「本来の赤十字精神は正しいもの」――その言葉がつよく胸を打ちました。

元救護看護婦の方々はみなさん「戦争は二度としてはいけない」とおっしゃいます。私も戦争を起こさないことが一番だと考えます。戦争は絶対にしてはいけません。しかしながら世界中で戦争は絶えることはありません。傷ついた人々を助ける看護の手はつねに必要とされています。だからこそ、先の戦争を単なる過去の出来事にしてしまうのではなく、そこから教訓を得なければならない。その教訓の一つが、たとえ戦争が起こったとしても、ただ人だけを送り出すのではなく、本来の赤十字の、敵味方なく人のいのちを大切にする看護ができるしっかりとした仕組みをつくらなければならないということだと考えます。

困っている隣人を助けたいという人間の道徳心は尊いものです。しかしその思いを実現するためには看護職をはじめ、支援する側にたくさんの知識や技術が必要ですし、個人の力を結集して組織として行動するときにも、一人ひとりの尊い行為が十分に活かされるような仕組みをつくらなければなりません。そして赤十字について常日頃から一般の人々、関係機関によく理解してもらい、いざというときにも協力しあえるような関係を築いておくことが重要だと思います。このことは災害においても同じだと思います。みなさんはどのようにお考えでしょうか？

私たちが続けてきた地道な研究が、この戦争の事実を振りかえり、学ぶきっかけとなり、赤十字の人道ひいては人類の恒久の平和の実現に少しなりとも寄与できるならば幸いです。

最後に、この研究を通じてインタビューにお答えくださり、貴重な体験をお聞かせくださった元救護看護婦の方々と、本書の刊行にあたって適確なコメントと温かい励ましをいただいた国書刊行会の中川原徹氏に厚く御礼申し上げます。

２０１６年8月　涼として白き立葵

川原　由佳里

・本書には、平成21～23年度、25～26年度学校法人学園赤十字と看護・介護に関する研究助成「第二次世界大戦における日本赤十字社救護看護婦の活動（研究代表者川原由佳里）」により実施した内容が含まれます。
・個人の氏名はプライバシー保護のため仮名にしています。

＊　匪賊とは、集団をなして掠奪、暴行などを行う賊徒を意味する。１９３０年以降、満洲事変、日中戦争を経て、中国を占領し、支配政策を進める日本の鎮圧、討伐の対象となった。

著者紹介

川嶋みどり（かわしま・みどり）

日本赤十字看護大学名誉教授

2007年第41回ナイチンゲール記章受章

著書：『キラリ看護』（医学書院、2008）、『看護の力』（岩波新書、2012）、『いま、看護を問う』（看護の科学社、2015）、他多数

川原由佳里（かわはら・ゆかり）

日本赤十字看護大学准教授

専門　基礎看護学、看護理論、看護歴史

著書：『看護の知』（看護の科学社、2012）、『看護理論家の業績と評価』（共著、医学書院、2015）

山崎裕二（やまざき・ゆうじ）

日本赤十字看護大学教授

専門　教育学（教育史）、看護（教育）史

著書：『学習者中心の教育学概論』（青山社、2015）、『日本の看護のあゆみ』（共著、日本看護協会出版会、2014）ほか

吉川龍子（よしかわ・りゅうこ）

元日本赤十字看護大学図書館司書

著書：『高山盈《みつ》の生涯　心の色は赤十字――初代の看護婦監督』（蒼生書房、1987年）、『日赤の創始者　佐野常民』（吉川弘文館、2001）

戦争《せんそう》と看護婦《かんごふ》

2016年 8 月15日　初版第 1 刷発行
2017年 1 月25日　初版第 2 刷発行

著　者　川嶋みどり、川原由佳里、山崎裕二、吉川龍子
発行者　佐藤今朝夫
発行所　株式会社 国書刊行会
〒 174-0056 東京都板橋区志村 1 -13-15
TEL 03 (5970) 7421　FAX 03 (5970) 7427
http://www.kokusho.co.jp

装　幀　真志田桐子
印刷・製本　三松堂株式会社

写真・図版：日本赤十字社提供
JASRAC 出 1608755-702

ISBN 978-4-336-06041-9